イラストで
やさしく解説！
「脱水症(だっすいしょう)」と
「経口補水液(けいこうほすいえき)」の
すべてがわかる本
改訂版

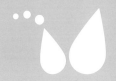

谷口英喜
医学博士
済生会横浜市東部病院
患者支援センター長／栄養部長

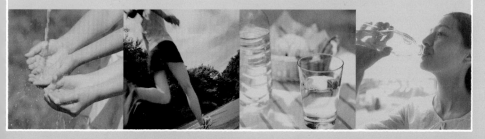

日本医療企画

まえがき

経口補水液が国内で発売されるようになってから、間もなく20年近くが経とうとしています。病院、診療所および介護施設などの医療現場における脱水症の対策として、経口補水液は日常的に活用されるようになりました。そして、マスコミによる啓発により、多くの国民が経口補水液という言葉を耳にするようになりました。同時に、夏は熱中症、冬は乾燥した気候の話題において、かくれ脱水や脱水症という言葉も耳にするようになりました。本書は、脱水症と経口補水のすべてを医療者だけではなく、一般市民の方々にも正しく理解していただきたく出版されました。

著者は、脱水症の危険性と経口補水液の有効性に関する啓発をライフワークとしている医療者の一人です。ライフワークとしてきた理由は、さまざまな病気のもとになる脱水症を防いで多くの国民の疾病予防に貢献したいためです。予防医学が進んできたと言われても、がんや生活習慣病などの予防はいまだ完全には達成されていません。しかし、脱水症は予防できる病気で、もし脱水症になっても進行を止めることが

できる病気です。そして、脱水症の対策に最も威力を発揮する飲料が経口補水液なのです。

　本書では、科学的根拠（エビデンス）にもとづいた記載を基本として、脱水症と経口補水液のすべてがだれにでもわかるように解説しました。この本は、医学専門書ではなく、一般の方向けの実用書です。

　経口補水療法は、日本がかかえる超高齢社会、温暖化、節電、医療経済の圧迫……など、多くの問題を解決する決定打になり得ると著者は確信しています。

It may be just dehydration, but it is "dehydration".
（たかが脱水症、されど脱水症）
"Oral rehydration solution" is the one and only drink that can solve the problem.
（経口補水液は、この問題を解決してくれる唯一の飲料）

Hideki Taniguchi, MD. PhD.

谷口 英喜

CONTENTS

まえがき ………………………………………………… 3

第1章　脱水症のすべて

1. 脱水症を理解する

1 私たちの体重の 6 割は水分（体液）！ ………… 10

2 体液が少なくなることが脱水症 ………… 12

3 こんな時に体液が不足する ………… 15

2. 脱水症のみつけかた

1 脱水症の症状はこう考えよう ………… 20

2 脱水症の発見方法 ………… 21

3 年代別　こんなサインがあったら脱水症かも ……… 22

4 高齢者と小児は脱水症になりやすい ………… 25

3. 実はこんなこともあんなことも脱水症と関係していた

1 二日酔いと夏バテの一因 ………… 32

2 熱中症の症状、要因 ………… 33

3 胃腸炎、インフルエンザ ………… 34

4 認知機能の悪化（高齢者）集中力の低下（若い人）… 35

5 めまい・立ちくらみの原因のひとつ（高齢者）……… 36

6 お肌のトラブルの一因 ………… 37

7 膀胱炎や尿路結石の一因 ⋯⋯⋯⋯⋯⋯ 38

8 口臭や歯周病の一因 ⋯⋯⋯⋯⋯⋯⋯⋯ 39

9 肺炎や気管支炎になりやすくなる一因 ⋯⋯ 40

10 血液ドロドロの主因 ⋯⋯⋯⋯⋯⋯⋯⋯ 41

第2章　経口補水液のすべて

1. 経口補水液の"いろは"

1 補水とは水と塩分（電解質）を同時に
補給すること ⋯⋯⋯⋯⋯⋯⋯⋯⋯⋯ 44

2 経口補水液の成分と原理 ⋯⋯⋯⋯⋯⋯ 50

3 どこが違うの？　経口補水液とスポーツドリンク ⋯ 54

2. 経口補水液をつくってみよう

1 つくって理解！　経口補水液のレシピ ⋯⋯⋯ 58

2 どこまでアレンジしてよいの？
スペシャルレシピ集 ⋯⋯⋯⋯⋯⋯⋯⋯ 60

3 ここに注意して！　手づくり経口補水液の落とし穴 ⋯ 62

3. 経口補水液はスペシャルドリンク

1 味の感じ方に違いがあるのはあたりまえ ⋯⋯⋯ 64

2 薬局や薬店、ドラッグストアで購入できる ⋯⋯ 67

3 スポーツドリンクよりも価格が高いのは、
価格があるから ································· **69**

4 健康のために毎日飲む必要はない ··············· **70**

5 知っておこう！　経口補水液の飲み方 ··········· **72**

4. 経口補水液の使い方

1 迅速に飲み始めることが大切 ················· **74**

2 どれくらいの量を飲むか ··················· **75**

3 病気ごとの飲み方 ······················· **76**

第3章　Q&A集

Question 1
脱水症の予防のために日頃から塩分を
補給していたほうがよいのですか? ··············· **82**

Question 2
経口補水液は糖尿病や高血圧の人が
飲んでも大丈夫ですか? ····················· **86**

Question 3
経口補水液は塩辛いから、甘いから、
もったいないから薄めてもよいですか? ············· **87**

Question 4
経口補水液は温めたり冷やしたりしてもよいですか? ··· **88**

7

Question 5
経口補水液はいつまで飲み続けるのですか? **89**

Question 6
経口補水液にとろみ剤を使用して
とろみをつけてもよいですか? **90**

Question 7
経口補水液は各種発売されていますが、
どうやって選べばよいのですか? **91**

Question 8
経口補水液はお医者さんの指示がないと
飲めないのですか? **96**

Question 9
塩飴、塩、梅干し……熱中症の予防に必要ですか? **97**

Question 10
熱中症の時、アルコールや牛乳を
飲んでもよいですか? **98**

付録
熱中症予防のためのリーフレット **100**

熱中症環境保健マニュアル **102**

第1章

だっすいしょう
脱水症の
すべて

Chapter 1

1 脱水症を理解する

私たちの体重の6割は水分（体液）！

 私たちのからだの大部分は水と塩分である！

　私たちのからだの大部分は、水と塩分（電解質）が混ざった液体（体液）からできています。年代別の量はおよそ次のようになっています。

体液の量は体重の
- 小児 70%　● 成人 60%　● 高齢者（65歳以上が目安）50%
- お母さんのお腹の中にいる胎児は 90%

たとえば

50kgの成人で 50 × 60% ＝ 30リットル
2リットルのペットボトル　15本分！

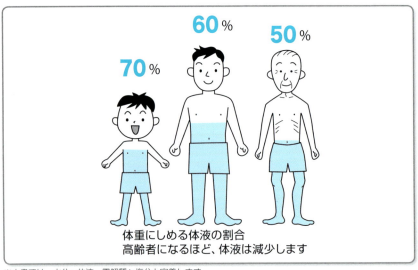

体重にしめる体液の割合
高齢者になるほど、体液は減少します

※本書では、水分＝体液、電解質≒塩分と定義します。

❷ 水分（体液）はどこにあるの？

いったいからだのどこにこんなに多量の水分があるのでしょう。最も体液が多い場所は、実は筋肉なのです。その反面、水と油は混ざらないため、脂肪（油）には体液は含まれていません。

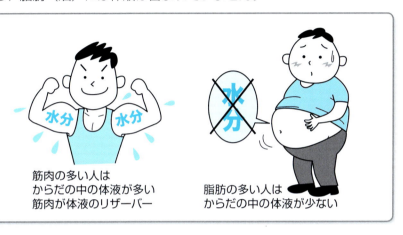

筋肉の多い人は
からだの中の体液が多い
筋肉が体液のリザーバー

脂肪の多い人は
からだの中の体液が少ない

❸ 質問!! 体重あたりの水分（体液）はどっちが多い？

それでは、次の質問に答えてください。

質問　体液が多いのはどっち？	答え
1. 肥満　vs　非肥満	1. 肥満　vs　(非肥満)
2. 高齢者　vs　若い人	2. 高齢者　vs　(若い人)
3. スポーツマン　vs　非スポーツマン	3. (スポーツマン)　vs　非スポーツマン
4. 男性　vs　女性	4. (男性)　vs　女性

体液の量は筋肉の量に比例します。◯のついた人は脱水症になりにくい人です。リザーバーをたくさん有しているのです。

1 脱水症を理解する

2 体液が少なくなることが脱水症

　体液はからだで大切な働きをしています。体液の成分は水と塩分（電解質）が混ざりあったものです。体液には電解質の中でもナトリウムイオン（塩分）が一番多く、そのほかにカルシウムイオンやカリウムイオンなど、からだに大切な成分も含まれています。

体液はどこにあるの？

　体液は全身にあります。血液、リンパ液、汗、尿、唾液（だえき）、涙、そして便にも体液が含まれています。
　体液の一例：1日のよだれ（唾液）の量は、実に1リットルにもなります。お腹の中の腸液は8リットルにもなります。

体液の主な働きは次の3つ

　体液は、栄養素や酸素を運び老廃物を運び出しているだけでなく、汗

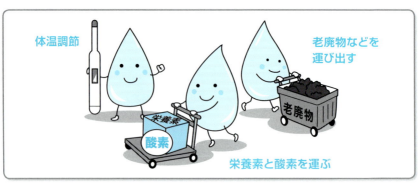

（著者作成）

としてからだの外に出ることで、体温調節も行っています。そのほかにもさまざまに働いています。体液が正常に働いてくれることで、からだの恒常性（ホメオスターシス）が維持されています。

3 体液が減少した状態が脱水症

　からだの中で重要な仕事をしている体液が減少した状態が脱水症です。言いかえれば、脱水症とは水と塩分（電解質）が失われた状態とも言えます。

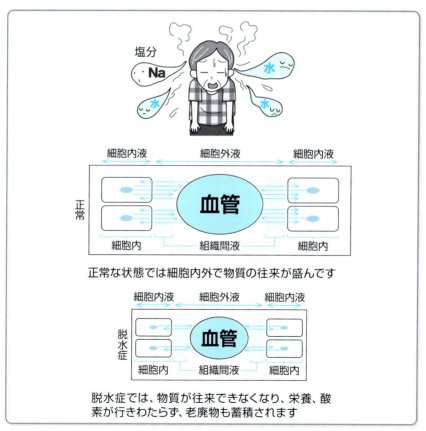

（著者作成）

1 脱水症を理解する

脱水症になると、血管の中を流れる血液（体液のひとつ）の量が減少します。

⬇ そうすると

- 血液が運んでいる栄養素や酸素が細胞（組織）内に運ばれにくくなる
- 細胞（組織）内でつくり出された老廃物（尿素、二酸化炭素、過剰な熱）が外部（血管により体外へ）に運ばれにくくなる
- 体温調節もしにくくなる

⬇ そうすると

体調不良、熱中症などの病気になります。➡この状態が脱水症です。

4 体液量と脱水症

　脱水症の重症度は、失われた体液の量によって軽度、中等度、重度に分類されます。体重が3〜5％減少すると軽度、6〜9％減少すると中等度、10％以上減少すると重度と判断されます。ちなみに、体重が1〜2％減少するとかくれ脱水（後述、p28）と判断されます。

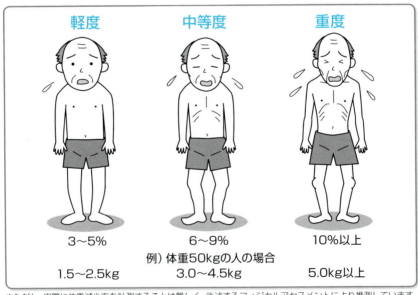

軽度	中等度	重度
3〜5％	6〜9％	10％以上
1.5〜2.5kg	3.0〜4.5kg	5.0kg以上

例）体重50kgの人の場合

※ただし、実際に体重減少率を計測することは難しく、後述するフィジカルアセスメントにより推測しています。

3 こんな時に体液が不足する

体液は毎日入れかわっていますが、いつも一定量であるように調節されています。このバランスがくずれると体液が不足し、脱水症になります。とくに小児はバランスがくずれやすいので、注意が必要です。

体液は入れかわりながらいつも一定量

通常の生活の中では、からだに入る水分量とからだから出る水分量は、ほぼ同量になっているため、からだの中の水分量はいつも一定量に保持されています。

❶ からだに入ってくる水分……代謝水、食べ物の水分、飲料水
❷ からだから出ていく水分……尿、便、汗、不感蒸泄

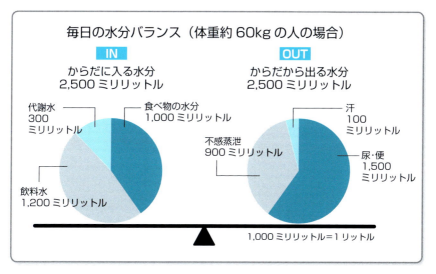

毎日の水分バランス（体重約 60kg の人の場合）

IN　からだに入る水分　2,500 ミリリットル
- 代謝水 300 ミリリットル
- 食べ物の水分 1,000 ミリリットル
- 飲料水 1,200 ミリリットル

OUT　からだから出る水分　2,500 ミリリットル
- 汗 100 ミリリットル
- 不感蒸泄 900 ミリリットル
- 尿・便 1,500 ミリリットル

1,000 ミリリットル＝1 リットル

第 1 章 ● 脱水症のすべて

1 脱水症を理解する

- 不感蒸泄とは、知らないうちにからだから奪われる水分のことです。具体的には皮膚や吐き出す息から出ていくものです。この量は、大人で1日当たり体重に15をかけた量になります。

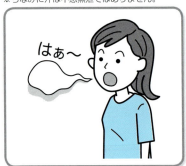
※ちなみに汗は不感蒸泄ではありません。

例）体重60kgの人では

$$60\,kg \times 15 = 900\,ミリリットル$$

乳幼児では体重に50をかけた量、新生児では体重に15〜25をかけた量になります。

例）体重10kgの1歳児では

$$10\,kg \times 50 = 500\,ミリリットル$$

- 代謝水とは、からだの中で食べ物などがエネルギーにかわる時に生じる水分のことです。成人では1日に約300ミリリットル産生されます。

2 どんな時に脱水症になるの？

脱水症とは、からだから水と塩分（電解質）が減少してしまう状態です。一定であったからだの水分量が減少しています。

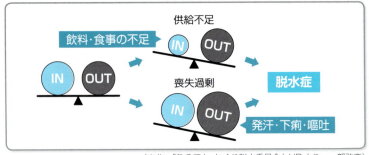

（出典：「教えて！ かくれ脱水委員会」HPより、一部改変）

> コラム

脱水症には2つのタイプがある

◆高齢者に起きやすい慢性型

　食欲低下や病気療養で徐々に体液が減少した時に起きます。電解質より水が多く失われるタイプです

$\begin{pmatrix} 高張性脱水症 \\ 高ナトリウム血症 \end{pmatrix}$

◆小児や健康成人に起きやすい急性型

　熱中症、胃腸炎などで急速に体液が減少した時に起きます。水にくらべて塩分（電解質）が多く失われるタイプです

$\begin{pmatrix} 低張性脱水 \\ 低ナトリウム血症 \end{pmatrix}$

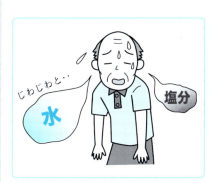
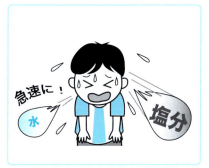

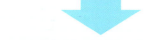

経口補水療法はどちらのタイプにも有効です

1 脱水症を理解する

脱水症になるのは……
からだに入ってくる液体が少なくなった時（慢性型）

　飲む量や食べる量が減ると、当然からだに必要な量の水分がとれていないことになります。このような時にはじわじわと脱水症が起こります。
　例）食欲不振、病気療養、加齢など

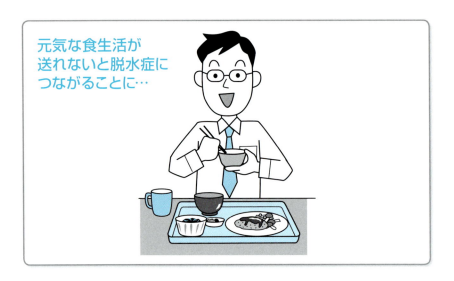

元気な食生活が送れないと脱水症につながることに…

脱水症になるのは……
からだから失われていく体液の量が増える時（急性型）

　下痢（げり）や嘔吐（おうと）がある時、大汗をかいた時、多量の尿が出た時などは、通常以上に体液が失われている状態です。このような時には、急激に脱水症状が起こります。
　例）インフルエンザによる発汗、ノロウイルス感染症による下痢、嘔吐、熱中症での多量の発汗など

> コラム

汗の豆知識……汗をかく動物とかかない動物

問い　汗をかく生き物を2種類あげてください。

答え　人と馬です。この2種類の生き物は、ともに長距離を移動する生き物だからです。

問い　らくだはどうなの？

答え　らくだも長距離を移動しますが、汗はかきません。背中のこ

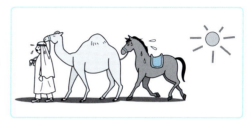

ぶに養分を蓄え、鼻孔を閉じることができるなど、水の少ない砂漠で生きていくための適応があります。

問い　イヌやネコは？

答え　おしっこをしたり、口からハーハー息を出して温度調節をしています。汗はかきません。イヌやネコは長距離を移動しないですよね。ですので、汗をかく必要はないのです。

問い　ゾウは？

答え　ゾウは、汗をかきません。からだが大きいので、おしっこや呼気だけでは間にあ

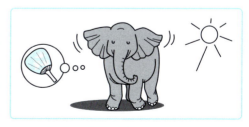

いません。そこで大切な役割をしているのが耳です。ゾウは耳をぱたぱたして、体温を一生懸命下げているのです。

2 脱水症のみつけかた

脱水症の症状はこう考えよう

　脱水症になると体液が正常に働かなくなるので、体調不良になります。脱水症の症状は、水を失う症状と塩分（電解質）を失う症状でわけて考えるとわかりやすくなります。また、脳、消化器、筋肉はたくさん水分が必要な臓器なので、脱水症状が出やすくなります。

水を失うと起こる症状

　からだの水が不足すると、次のような症状がみられます。

- 脳の血流が不足する ➡ めまい、立ちくらみ
- 消化器への血流が不足する ➡ 食欲低下
- 汗をかけない ➡ 微熱。ひどいと熱中症になります
- 水分が不足 ➡ 心拍数が増加 ➡ 頻脈（ひんみゃく）、不整脈

> 脱水症に弱い
> ３大臓器！
> 脳
> 消化器
> 筋肉

塩分（電解質）を失うと起こる症状

　からだの塩分（電解質）が不足すると、次のような症状がみられます。

- 筋肉の動きがおかしくなる

　こむら返り、つる、痛い

　脱水症になると、❶❷どちらか、または両方が症状として出る場合があります。

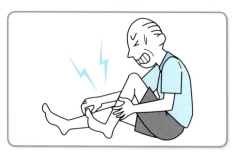

2 脱水症の発見方法

1 だれでもできる　脱水症の発見方法

　5種類の脱水症の発見方法を紹介します。あれ？と思ったらやってみてください。いずれかに該当したら、脱水症かもしれません。この時に体調不良がみられたら、医療機関を受診したほうがよいでしょう。

脱水症の発見方法①
握手してみてください
　➡冷たければ疑わしい

なぜなら
脱水症になると、血液は生きていく上で重要な臓器に集まります。そのため、手足などはぎせいになり、血液が行かず冷たくなります。

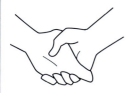

脱水症の発見方法②
ベロを見せてもらってください
　➡乾いていたら疑わしい

なぜなら
脱水症になると、口の中のつばが減少します。ベロの表面も乾いてきます。

脱水症の発見方法③
親指の爪の先を押してみてください
　➡赤みが戻るのが遅ければ疑わしい

なぜなら
指先は血管が細い（毛細血管）ので、水分不足の変化が出やすい部分です。

2秒以内に戻ればOK!

脱水症の発見方法④（ツルゴールの低下）
皮膚をつまんでみてください
　➡皮膚がつままれた形から3秒以上戻らなかったら疑わしい

なぜなら
皮膚には、水分がたくさん含まれていて弾力性がありますが、脱水症では水分が減り、弾力性もなくなります。

2秒以内に戻ればOK!

脱水症の発見方法⑤
高齢者のわきの下を確認してください
　➡乾いていたら疑わしい

なぜなら
通常、高齢者のわきの下は、汗による潤いがあります。脱水症になると、汗が出なくなりわきの下が乾燥しています。

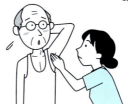

2 脱水症のみつけかた

2 病院で調べる脱水症の検査と変化

脱水症が疑われる時は次のような項目を調べます。
- 意識レベルの変化
- 脈拍：速くなっている、弱くなっている
- 血圧：下がっている
- 血液検査：血清浸透圧値（けっせいしんとうあつち）が上昇、ヘマトクリット値が上昇、血液が濃くなっている
- 尿：尿比重が増加、尿が濃くなっている（ただし、高齢者ではあてはまらない）

3 年代別 こんなサインがあったら脱水症かも

　年代別に脱水症のサインをまとめました。時々チェックするようにしましょう。各年代で危険なのは、普段はなかったのに急に以下のようなサインが出現した時です。

乳幼児（周囲の気づきによる発見）

- ☐ 機嫌が悪い
- ☐ 泣いてばかりいる
- ☐ おっぱいを吸ったままなかなか離さない
- ☐ おむつが濡れていない
- ☐ 泣いても涙が少ない
- ☐ 暑いところで汗が出ない
- ☐ 微熱がある
- ☐ 大泉門（だいせんもん）が陥没（かんぼつ）している
- ☐ 眼球が陥没している

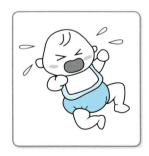

（ポイント）
どうしてこんなに今日はいい子でいられないの？

学童（周囲の気づきによる発見）

- [ ] 元気がない
- [ ] 食欲がない
- [ ] 暑いところで汗が出ない
- [ ] ふらつく
- [ ] 立ちくらみを起こす
- [ ] 頭痛を訴える

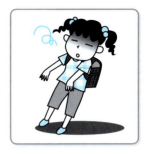

（ポイント）
なんか元気がない
いやなことでもあった？

大人（自分で発見）

- [ ] 夏バテぎみと感じる
- [ ] 頻回(ひんかい)にのどが渇く
- [ ] 尿の色がいつもより濃い
- [ ] 口の中、口の周りが乾く
- [ ] 二日酔いのような症状がある
- [ ] 日中、トイレに6時間以上も行かない
- [ ] 口の中がねばねばする
- [ ] 足がつる

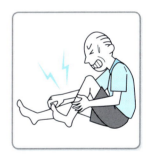

（ポイント）
寝ている時や運動中に、
足がつる

第1章 ● 脱水症のすべて

2 脱水症のみつけかた

高齢者（周囲の気づきによる発見）

- ☐ トイレに行く回数が減っている
- ☐ 便秘になる
- ☐ 食べる量が減った
- ☐ なんとなく元気がない
- ☐ 昼間寝てばかりいる
- ☐ 暑いのに、皮膚がサラサラとしている
- ☐ 微熱がある
- ☐ 認知機能の低下がみられる
- ☐ 口臭がある
- ☐ 歯周病による歯茎の腫れや痛みを訴える
- ☐ いつも食べている味なのに、塩辛い、味がないなど味覚異常がある
- ☐ わきの下が乾いている

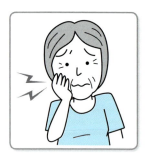

（ポイント）
なんとなく、いつもと違う

コラム

裏ワザ　経口補水液を使った脱水症の発見法

　脱水症かどうか判断に迷うときがありますね。

　この迷っている時間に症状が悪化するかもしれません。試しに経口補水液を一口飲ませてあげてください。

　脱水症なら　→　「甘い」「美味しい」「もっと 欲しい」

　脱水症でなかったら　→　「塩辛い」「まずい」「飲みにくい」

　この裏ワザ、試す価値はありです！

　ただし、1つの判断方法としてください。絶対ではないのでご注意を。

4 高齢者と小児は脱水症になりやすい

　高齢者と小児が脱水症になりやすい年代です。ここでは、どうしてこの年代が脱水症になりやすいのかを見てみましょう。

① 高齢者は脱水症になりやすい

どうして高齢者は脱水症になりやすいの？
ほとんどが加齢が原因で起きる生理現象です

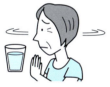
のどの渇きを感じにくい
（口渇中枢の衰え）

多くの水分が尿として出てしまう
（とくに、腎臓の衰え）

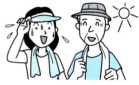
暑いのに汗をかきにくい
（自律神経の衰え）

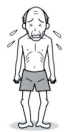
からだにある水分量が少ない
（筋肉量の減少）

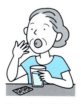
薬による影響
（利尿薬）

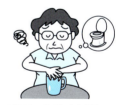
排尿の失敗（失禁）を恐れ、飲む量を減らす

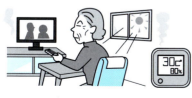
気温や湿度など環境を認識できない
（認知機能の低下）

どんなに元気な高齢者でも、脱水症になる可能性があります

② 脱水症のみつけかた

高齢者の脱水症

　前ページのように、高齢者が脱水症になりやすい理由はたくさんあります。そのうえ、高齢者では脱水症をみつけにくいのです。室内でじっとしていても脱水症になり、持病としてさまざまな病気をもっているため、体調の変化があった時に脱水症が原因だというイメージがつきにくいのです。また、高齢者は脱水症になったときのダメージも大きくなります。

　一般的に、脱水症の症状が最もあらわれやすい臓器は脳（中枢神経）、胃腸（消化器）、筋肉（神経・筋）です。からだの中の水が減ると血液の量が減って流れが悪くなります。脳の血流が減ると集中力が低下したり立ちくらみを起こしたりします。消化器への血流が減ると食欲不振になります。筋肉に塩分(電解質)が足りなくなると、足がつったり、しびれや脱力を起こしたりします。

　高齢者の場合は、もともとさまざまな臓器の機能が加齢に伴って低下しているため、腎臓機能や体温調節機能、認知機能なども急激に影響を受けることになります。

高齢者における脱水症の重症度判定の目安　フィジカルアセスメント

重症度	軽度	中等度	重度
健康時からの体重減少率	3% 未満	3-9%	10% 以上
四肢冷感 / 毛細血管再充血時間	ややあり / やや遅延	あり / 遅延	かなり冷たい / かなり遅延
鼻腔口腔粘膜 / ツルゴール	乾燥気味 / やや低下	かなり乾燥 / 低下	ひどく乾燥 / 消失
呼吸数、様式	正常	少し速い	荒く、深く、速い
脈拍数、脈の強さ	正常で触れる	少し速い	速く触れにくい
臥位での鎖骨上窩の陥没	平坦	少し陥没	かなり陥没
意識レベル	いつもと違う	錯乱、もうろう	ぐったり、昏睡
涙、汗（通常出る時にも）	出ている	出ているが少ない	出ていない
尿量	出ているが少ない	数時間出ない	半日以上でない

栄養管理における体液状態の評価
日本静脈経腸栄養学会雑誌 32(3) 1126-1130 2017 年

> コラム

高齢者は暑さを感じにくい

　高齢者が脱水症になりやすい理由のひとつに「暑さを感じにくくなるから」というのがあります。

　皮膚には温度を感じる「受容器」があり、寒さを感じる冷受容器と暑さを感じる温受容器があります。冷受容器は皮膚の表面近く（表皮）にたくさんありますが、温受容器は皮膚の内側（真皮）にあり数も多くありません。もともと寒さには敏感で暑さにはそれほど敏感ではないのですが、加齢とともに鈍くなり、もっと暑さを感じにくくなってしまうのです。

　「今日は暑いね！」「のどが渇くね！」と感じるのは、からだが若い証拠です。

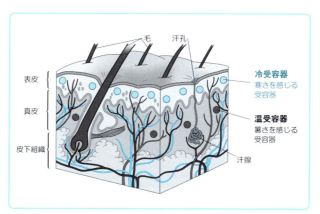

肌の断面図

② 脱水症のみつけかた

高齢者では、かくれ脱水に注意

　65歳以上の高齢者の場合、よく脱水症の検査で使われる「水分摂取量の調査、口の渇き、尿の色・量・比重、心拍数、口の中の乾燥度合い」といった項目では脱水症かどうかわかりにくいと言われています。

　65歳以上の高齢者で「1日3回の食事以外に水分をとっていない」という人が「最近どうも疲れやすい」と感じたら、それは脱水症かもしれません。経口補水液やスポーツドリンクで早めに水や塩分を補給しましょう。

　高齢者では脱水症を早く見つけ出して、早く治療することがからだへのダメージを少なくするためには大切です。そのためには、脱水症の前段階であるかくれ脱水を見つけることが大切です。

　その発見ツールが「かくれ脱水チェックシート」です。

　次ページに掲載しているので時々チェックしてみてください。

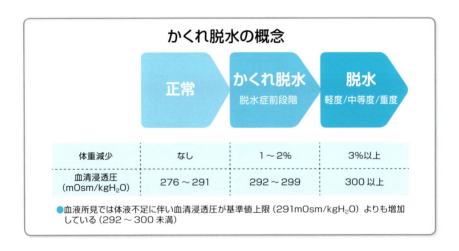

New 自立在宅高齢者用かくれ脱水チェックシート

合計得点 13 点以上で 70% 以上の確率でかくれ脱水の可能性がある

各質問で該当する点数の合計を□の中に記入してください。

質問① トイレが近くなるため寝る前は水分補給を控える傾向がある
　　　　□ はい (3点)

質問② 利尿薬を飲んでいる
　　　　□ はい (8点)

質問③ 随時血糖値が 126mg/dl 以上である
　　　　□ はい (9点)

質問④ 80 歳以上である
　　　　□ はい (3点)

質問⑤ 男性である
　　　　□ はい (4点)　　　　　　　合計 ____ 点／30 点

質問⑥ 体重 60kg 以上である　　※合計得点が 13 点以上の方は 70%以上の確率でかくれ脱水の可能性があります
　　　　□ はい (3点)　　　　低リスク：3~7点　中リスク：8~12点　高リスク 3~30 点

出典：「自立在宅高齢者用かくれ脱水チェックシートの開発—介護老人福祉施設の通所、入所者を対象としたか
　　　れ脱水に関する継続研究」、『日本老年医学会雑誌』54：381-391、2017 年

コラム

足に汗をかいていますか？

　汗は汗腺と呼ばれる腺から出て、蒸発するときに皮膚の表面から熱をうばっていくことで体温が上がりすぎないように調整しています。

　からだにあるすべての汗腺が使われているわけではなく、活動している汗腺のことを能動汗腺といいます。能動汗腺は加齢とともに減少します。年をとると足を使わなくなるので、とくに下半身の汗腺が衰退していきます。しっかり足を動かして、下半身も汗をかけるようにしておきましょう。

2 脱水症のみつけかた

② 小児も脱水症になりやすい

　小児は体液が多い(体重の 70 〜 80％)のに脱水症になりやすいのです。自分では気がつきにくく、さらに訴えられないために、小児の脱水症も発見が遅れがちです。だから小児には、常に水分補給が必要なのです。

どうして小児は脱水症になりやすいの？

小児は十分に生理機能が発達していないためです

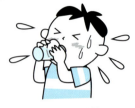

水分の出入りが激しい
（成長期のため）

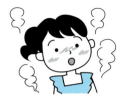

不感蒸泄が多い
（肌から水分が奪われる）

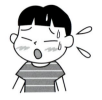

汗腺の発達が未熟
（汗が出すぎたり、出なかったり）

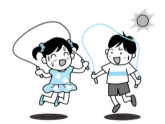

のどの渇きに気づかない
（遊びに夢中）

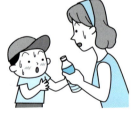

水分摂取のペースは大人に左右される（自分で調節できない）

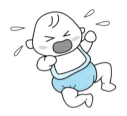

脱水症とわかりにくい
（自分から訴えられない）

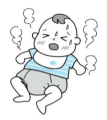

感染症にかかりやすく、脱水症になりやすい
（ちょっとの発熱ですぐに脱水症）

> コラム

脱水症になるとからだ中が痛くなる

　ボクシングの選手は、試合前日に体重が階級に合致しているかどうかの計量があります。その時までに選手はギリギリに体重をしぼります。その方法は、飲まず食わず、汗をかいて脱水症状態に追い込みます。その影響で痛みの感覚が過敏になります。ちょっと触っただけでも痛いのです。

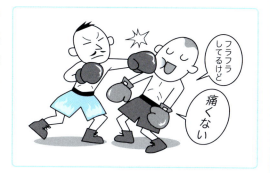

　ボクシングの選手にとって、これは試合で強くなれるウラワザ？かもしれません。試合当日までに体重を元に戻す、つまり脱水症を治せば痛みは感じにくくなり、打たれても痛みは軽減されて感じます。

　皆さんは危険ですので、くれぐれもまねをしないように!!

　さて、この考え方を高齢者介護の現場にあてはめてみましょう。

　ちょっと触っただけで、いやがる、不機嫌になるお年寄りはいませんか？　本当は触られただけで痛いのかもしれません。

　そのお年寄り、もしかして脱水症ではありませんか？

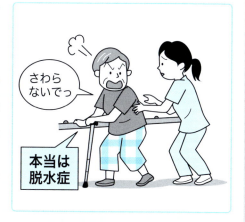

第1章 ● 脱水症のすべて

実はこんなこともあんなことも脱水症と関係していた

1 二日酔いと夏バテの一因

　二日酔いや夏バテで生じる頭痛、倦怠感（けんたいかん）、ねむ気、吐き気、むかむか、食欲低下は脱水症が原因のことが多いのです。この症状は、熱中症にも似ています。脱水症に弱い、脳・消化器・筋肉に症状が出ます。

> 二日酔いや夏バテで消化機能が低下すると
> ⇒消化不良・吸収不良⇒脱水症⇒吐き気・食欲低下、
> 下痢・便秘、頭痛

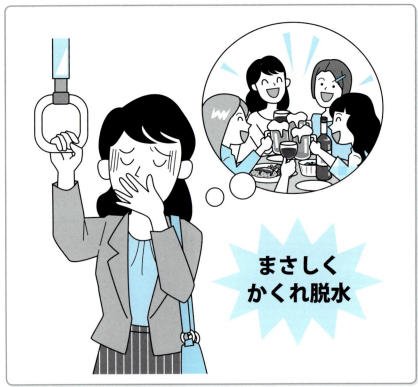

まさしくかくれ脱水

※二日酔いは脱水症のほかに、アルコールが分解された代謝産物アセトアルデヒドによる症状もあわせ持ちます。

2 熱中症の症状、要因

　熱中症の初期症状は、脱水症です。脱水症によって汗が出なくなり、熱がこもって熱中症が悪化するのです。

> 熱中症の初期症状は脱水症
> 脱水症になると
> ⇒汗をかけない⇒微熱、こもり熱が出る
> ⇒さらに熱中症が重症化

　からだは、汗をかくことで体温を一定に保つ働きをしています。そこで汗が出なくなると、体温が上昇していき、熱がこもるのです。

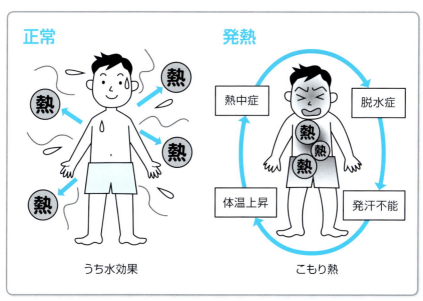

（著者作成）

第1章 ● 脱水症のすべて

3 実はこんなこともあんなことも脱水症と関係していた

胃腸炎、インフルエンザ

　胃腸炎やインフルエンザは、本来それ自体では死に至る病気ではありません。しかし胃腸炎やインフルエンザから脱水症になって、死に至る危険性があります。脱水症を予防することで、死に至る危険性を防ぐことができます。脱水症の予防法を知っていれば、胃腸炎、インフルエンザも恐くありません。

> 胃腸炎になると
> 吐く、下痢をする⇒脱水症⇒臓器への血流が維持されなくなり、心不全、腎不全、肝不全になり⇒死に至る危機

> インフルエンザになると
> 高熱が出る⇒消化機能が低下する⇒下痢、嘔吐⇒消化不良・吸収不良⇒脱水症⇒
> 臓器への血流が維持されなくなり、心不全、腎不全、肝不全になり⇒死に至る危機

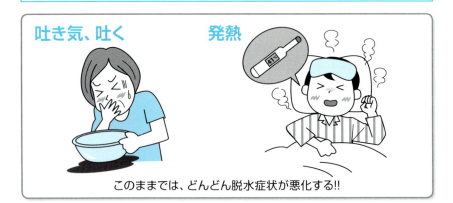
このままでは、どんどん脱水症状が悪化する!!

認知機能の悪化（高齢者）
集中力の低下（若い人）

　認知症になると、温度や湿度の変化に適切に対応することができなくなったり、水分補給を忘れてしまい、脱水症となって認知症はさらに進行することになります。

> 認知症になると
> 環境の変化に対応できない⇒脱水症⇒脳への血流不足
> ⇒認知機能の悪化⇒せん妄※

※せん妄とは：周囲のことが認識できなくなるだけでなく、錯乱状態になることもある

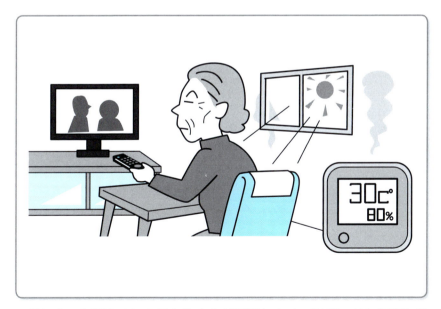

　若い人でも脱水症になると集中力が低下します。スポーツも仕事も勉強もはかどらなくなります。もちろん、運転中も要注意です。

第1章 ● 脱水症のすべて　35

３ 実はこんなこともあんなことも脱水症と関係していた

めまい・立ちくらみの原因のひとつ（高齢者）

　脱水症ではめまい・立ちくらみの症状が出現します。高齢者の場合、これらの症状によって転倒し、骨折することになります。

脱水症になると
めまい、立ちくらみの出現⇒転倒⇒骨折　　⇒寝たきりの原因

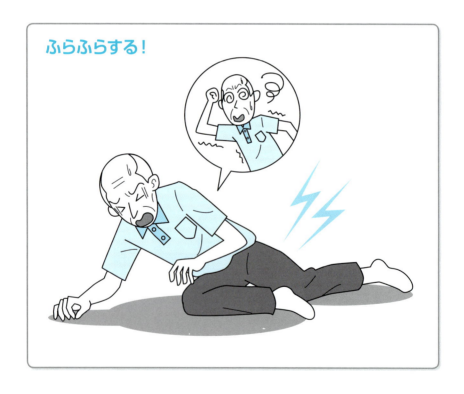

6 お肌のトラブルの一因

　脱水症になると、皮膚がカサついたり、むくみが出るなど、皮膚のトラブルがみられるようになります。このような状態の皮膚は弱く、皮膚病や床ずれを起こしやすい状態と言えます。医学的には「ツルゴールの低下」（21ページ）と表現されます。

> 脱水症になると
> 皮膚の乾燥⇒皮膚のバリア機能の低下⇒
> ばい菌が侵入しやすくなる⇒皮膚病・床ずれ（褥瘡）

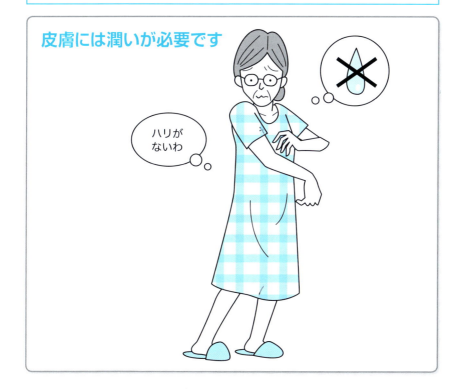

皮膚には潤いが必要です

第1章 ● 脱水症のすべて　37

3 実はこんなこともあんなことも脱水症と関係していた

膀胱炎や尿路結石の一因

　脱水症になると、尿の量は減って濃縮されるため、色の濃い、においの強い尿になります。尿の流れも悪くなり、尿がうっ滞して（とどまって）ばい菌や石が生じやすくなり、泌尿器にさまざまな障害が発生します。

> **脱水症**になると
> 尿量の減少⇒尿のうっ滞と濃縮尿⇒
> 泌尿器感染（膀胱炎）・尿路結石

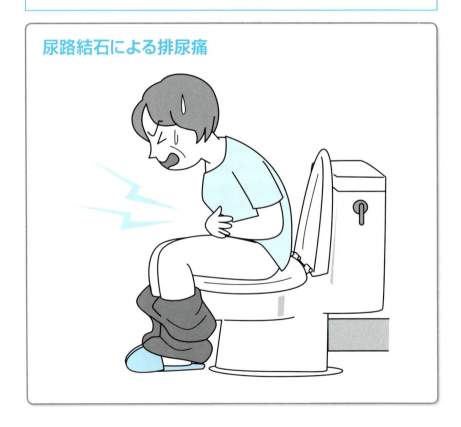

尿路結石による排尿痛

口臭や歯周病の一因

　つばはばい菌を減少させ、口の中の環境を守ってくれています。脱水症になると、つばの量が減少してばい菌が増えます。味がわからなくなることもあります。寝起きの状況を想像してみてください。

> **脱水症**になると
> 口の中の乾燥⇒口の中のばい菌の増殖⇒
> 口臭・歯周病・味覚異常

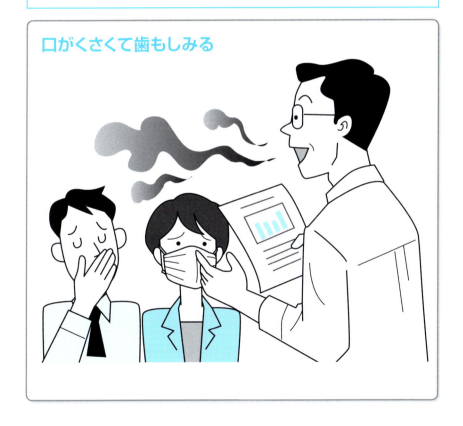

口がくさくて歯もしみる

3 実はこんなこともあんなことも脱水症と関係していた

肺炎や気管支炎になりやすくなる一因

　脱水症になると、肺炎や気管支炎にかかりやすくなります。息と一緒に吸い込んだばい菌は、痰として咳で排出されます。脱水症になると痰が硬くなり、ばい菌を排出することができなくなるのです。

脱水症になると
①痰が硬くなる　　　⇒ばい菌が除去できない⇒
②バリアが弱くなる⇒ばい菌が侵入しやすい⇒　肺炎・気管支炎

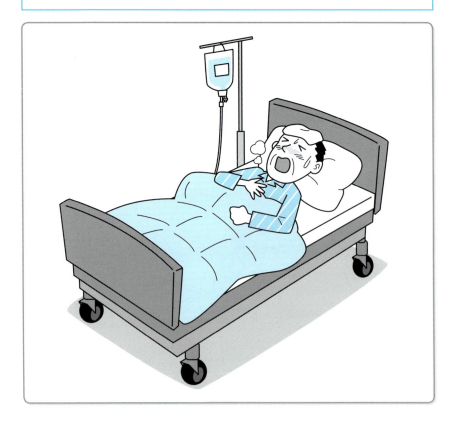

10 血液ドロドロの主因

　脱水症になると、からだの中の水分が少なくなるため、血液もドロドロの状態になります。こうなると、血管内での流れが悪くなり血の塊ができやすく、細い血管に詰まってしまいます。脳の血管が詰まると脳梗塞、心臓の血管がつまると心筋梗塞。どちらも命にかかわる恐ろしい病気です。下肢血栓症も脱水が一因となります。

脱水症になると
血液がドロドロ⇒血の塊ができ⇒
①脳や心臓の細い血管を詰まらせる⇒脳梗塞・心筋梗塞
②下肢に血の固まりができる⇒下肢血栓⇒肺梗塞、エコノミークラス(ロングフライト)症候群

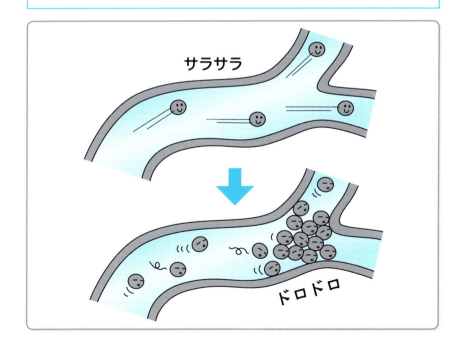

第2章

経口補水液のすべて

経口補水液の"いろは"

1 補水とは水と塩分（電解質）を同時に補給すること

　脱水症とはからだの中に必要な水と塩分が不足している状態です。不足した状態から回復させるには、水と塩分を同時に補給する必要があります。水と塩分を同時に補給することを補水と言います。また、水の吸収を速めるためには、糖分の存在も重要です。

 水と同時に塩分を摂取する理由

水分吸収力を高めるため

　口から飲んだ水や食べ物に含まれる水は、小腸でほとんどが吸収されます。その水の吸収能力は、塩分と糖分を同時にとることで高まります。この働きのことを「ナトリウム・ブドウ糖共輸送機構」と言います（後述、p52）。

塩分は水を吸い取る（浸透圧）

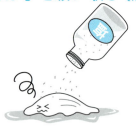
なめくじに塩をかけると
なめくじの水は吸い取られます

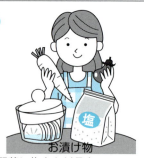
野菜に塩をかけると
野菜の水分は吸い取られます

この塩分が水を吸い取る力を浸透圧と言います
塩分の存在が水分吸収のキモです！

体内に水を保持するため

　塩分にはからだの中に水をためる働きがあります。とくに、血管の中に水をためておくには塩分の力が必要です。

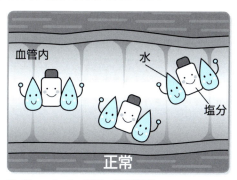

塩分の存在が水分補給のキモです！

 水だけを補給してもだめな2つの理由

理由その①
水をからだの中にためておけないため

　水だけを補給しても体内に水をためておくことはできません。塩分がないと飲んだ水はすぐに尿や便になって、体外に出てしまいます。

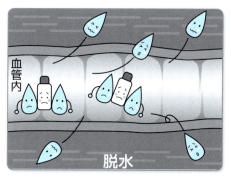

塩分がないと脱水に……

第2章 ● 経口補水液のすべて　45

1 経口補水液の"いろは"

理由その②
体液が薄まってしまい危険なため

　水ばかり飲んでも体内にためておけないだけではなく、体液が薄まってしまい危険な状態になります。体液が薄まると塩分も薄まり、意識がもうろうとしたり、けいれんを起こす水中毒（希釈性低ナトリウム血症）と呼ばれる状態になります。

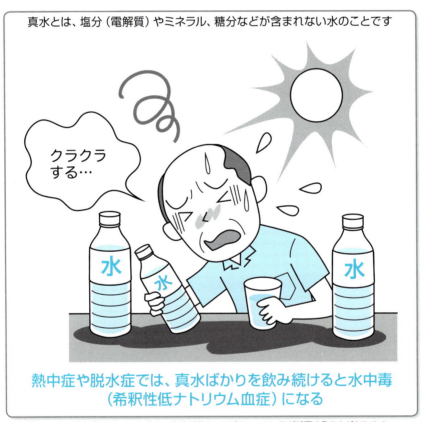

※長距離ランナーが水ばかりとっていると、塩分が薄まってパフォーマンスが低下することがあります。

> コラム

どんなものをどんな温度でいつ飲めばよいの？

◆飲料の種類

日常的・予防的な目的であればアルコール以外のものであれば何でも水分補給になります。

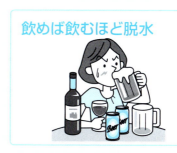
飲めば飲むほど脱水

- アルコールはからだから水分をうばうので避けます。1リットルのビールを飲むことで1.1リットルの水分がうばわれます。
- 利尿（おしっこがでやすい）作用のあるカフェインが含まれているコーヒー、紅茶、お茶でも飲み過ぎ（1リットル以上）なければ、水分補給になります。ただし、カフェインに弱い方は避けた方がよいでしょう。
- 牛乳やジュースも水分補給になりますが、カロリーが高いのでとり過ぎには注意をしましょう。炭酸飲料も水分補給になりますが、糖分が多いものもあるのでとり過ぎには注意をしましょう。

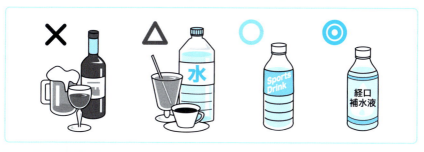

◆飲料の温度

飲みやすい好きな温度の飲料を飲みましょう。無理なく、こまめに飲むことが大切です。できれば体温に近い温度（常温〜ヒト肌程度）がよいと言われています。なぜなら、胃腸の働きが体温に近い温度で最も活発なため、吸収しやすいのです。

1 経口補水液の "いろは"

◆日常生活における飲料の飲み方

1回の摂取量はコップ1杯程度の少量にし、こまめに摂取することが効果的です。図のように1日の中で計画的に、忘れずに飲む工夫をしましょう。

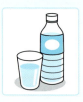

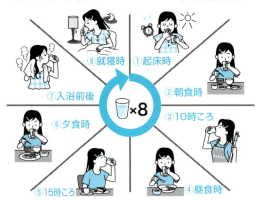

1日8回を目安に、こまめな水分補給を!

①起床時 ②朝食時 ③10時ころ ④昼食時 ⑤15時ころ ⑥夕食時 ⑦入浴前後 ⑧就寝時

①起床時
1日の中で血液濃度が最も高いのが朝です。人間は寝ている間に、コップ1杯程度の汗をかいています。血液を正常な状態に戻し、腸などに作用してからだを目覚めさせるために水分補給を。口の中を清潔にもできます。

②朝食時
食事前に水を飲むことで、胃腸が刺激され、消化を助けてくれます。また、食事でとる栄養素の吸収をスムーズにしてくれます。

③10時ころ
家事や食事の休憩を兼ねて、朝食と昼食の合間に水分を補給しましょう。

④昼食時
食事前に水を飲むことで、胃腸が刺激され、消化を助けてくれます。また、食事中に飲むことで食べ過ぎを抑制すると同時に、食事でとる栄養素の吸収をスムーズにしてくれます。

⑤15時ころ
おやつの時間には、軽食や菓子に加えて必ず水分補給を。リフレッシュもできて、作業効率も上がります。

⑥夕食時
朝食、昼食時と同じように、食事前に水を飲むことで胃腸が刺激され、消化を助けてくれます。またアルコールを飲む場合でも、飲み過ぎの防止、からだの負担を軽減するために水をとりましょう。

⑦入浴前後

　大量の汗をかく入浴では、予想以上に水分が失われています。入浴前に水を飲むのはもちろん、入浴後にも十分な水分補給を心がけましょう。

⑧就寝時

　睡眠中に失われるコップ1杯程度の水分を事前に補うため、就寝前にも水を飲むことをお勧めします。夜中のトイレが気になる人は、就寝の1時間前に水を飲み、就寝直前にトイレに行くとよいでしょう。

　寝ている時の脱水で脳梗塞や心筋梗塞のリスクが増えます。

◆年代別の飲料の飲み方

乳幼児……保護者が「定期的に水分を摂取させる」ことが大切です。

小中高生…保護者または指導者が「自由に水分を摂取する」よう指導しましょう。許可することが大切です。飲み物の種類は指導しましょう。

成人………「のどの渇きを感じる前に摂取する」ようにしましょう。

高齢者……介護者が「定期的に水分を摂取させる」よう心がけましょう。タイムスケジュールを具体的に示してあげましょう。

国別 水分摂取の推奨量（経口）

推奨	1 日の総水分推奨量 a（L）		飲料から摂る 1 日の水分推奨量(L)	
	女性	男性	女性	男性
欧州（EFSA Panel on Dietetic Products, 2010）	2.0	2.5	1.6[b]	2.0[b]
WHO（世界保健機関, 2005）	2.2	2.9		
アメリカ（米国医学研究所、2004）	2.7	3.7	2.2	3.0
ベルギー（Dupin et al., 1992）	−	−	1.5	1.5
イギリス（NHS Choices, 2011）	−	−	1.2	1.2
オーストラリア（オーストラリア政府, 2006）	2.8	3.4	2.1	2.6
北欧（NNR, 2012）	−	−	1.0-1.5	1.0-1.5

a 飲料や食事の水分もすべて含んだ総水分量
b ここでは EFSA（EU 食品安全機関）の 1 日の総水分量のうち 20％が食事から供給されるという仮定に基づき、80％を飲料から摂取するものとして仮定しているが、EFSA は飲料から摂る水分推奨量の正式なものは出しておらず、総水分推奨量のみ発表している

Hooper L, Bunn D, Jimoh FO, Fairweather-Tait SJ. Water-loss dehydration and aging. Dev. 2014 Mar-Apr;136-137:50-58

1 経口補水液の"いろは"

2 経口補水液の成分と原理

1 経口補水液とは

　経口補水液とは経口的に（口から）補水［水と塩分（電解質）を補給］することのできる飲料のことです。小腸から素早く吸収されて、吸収された後もからだの中に残って体液となり脱水症を素早く改善する飲料です。経口補水液による補水方法を経口補水療法と呼びます。

　点滴と同じように"迅速に""確実に"点滴よりも"簡単に"水分と塩分（電解質）を補給できる飲料です。

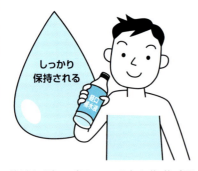

経口補水液を飲むと

しっかり保持される

体液に近いバランスで水と塩分（電解質）を補給すると……
からだに水がとどまって、からだをうるおすことができます。

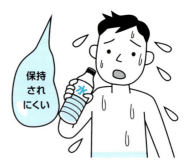

水だけを飲んでも

保持されにくい

水だけを補給しても……
からだに保持されにくいので、からだをうるおすことはできません。
必要な塩分（電解質）も補えません。

※経口補水液の成分は点滴とは異なります。からだに吸収されると、点滴と同じ水電解質補給効果が得られるのです。

② 主成分は水と塩分（電解質）とブドウ糖

経口補水液は重湯に塩をまぶした時の成分に似ています。体調が悪い時には重湯に塩をまぶして食べるとおいしく感じると思います。発熱、下痢や嘔吐があり食欲が低下して体調が悪い場合は、脱水症を起こしている可能性が高いと考えられます。こうした時に、からだが欲しがっている成分が水と塩分（電解質）とブドウ糖（炭水化物）です。

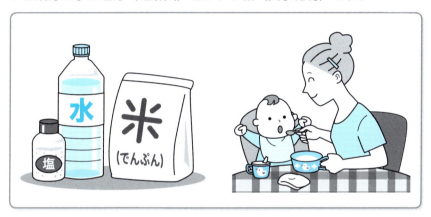

脱水時には重湯にまぶす程度の塩分（ナトリウムイオン）の量がちょうどよいのです。重湯の米（デンプン）はほとんど甘く感じないのですが、その後つばで分解され、ブドウ糖に変化して甘く感じます。重湯の成分にある絶妙な水分とナトリウムイオン、ブドウ糖のバランスが経口補水液の成分に活かされています。

経口補水液には、その他にも脱水症の時に不足している電解質が含まれています。

カリウムイオン……減少すると筋肉のこむら返り、痛み、筋力低下、不整脈

マグネシウムイオン……減少すると筋力低下、しびれ、不整脈、筋肉のこむら返り

1 経口補水液の"いろは"

③ 原理はナトリウム・ブドウ糖 共輸送機構

経口補水液の良好な水分吸収の原理は、小腸におけるナトリウム・ブドウ糖共輸送機構（ナトリウムとブドウ糖が、絶妙なバランスで結合して生まれる水を運ぶ力）というものです。

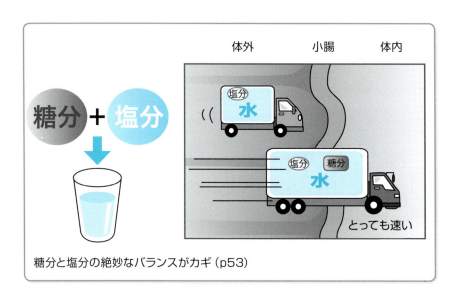

糖分と塩分の絶妙なバランスがカギ（p53）

● **絶妙なバランスとは……**

ナトリウムイオンの濃度（モル濃度）に対して、ブドウ糖の濃度が約1～2倍程度が最も吸収が速く、効果も高いと考えられています。このバランスはあくまでも、ヨーロッパ小児栄養消化器病学会の推奨組成に従った考え方です。

この割合は目安で、市販されている経口補水液には製品により特性があります。それぞれの特性をよく見て、購入するようにしましょう。

経口補水液にはナトリウムイオン濃度が高く、浸透圧が人のからだに近いか、低い組成になっています。

国内で発売されている経口補水液の組成

商品名等	発売元	分類	①ナトリウムイオン濃度 (mmol/L)	カリウムイオン濃度 (mmol/L)	②ブドウ糖濃度 (mmol/L)	②÷① (モル濃度の倍率)	浸透圧 (mOsm/L)
ソリタ-T 顆粒2号	エイワイファーマ	医薬品	60	20	98	1.6倍	249
OS-1	大塚製薬工場	特別用途食品	50	20	100	2.0倍	260
アクアライト ORS	和光堂	特別用途食品	35	20	100	2.9倍	200
ソリタ-T 顆粒3号	エイワイファーマ	医薬品	35	20	96	2.7倍	200
ヨーロッパ小児栄養消化器病学会の推奨組成			60	20	74～111	1.2～1.9倍	200～250
水1リットルに塩3gと砂糖40gの手づくり			50	0	111	2.2倍	211
明治アクアサポート	明治	一般食品	50	20	111	2.2倍	252
アクアソリタ	味の素	一般食品	35	20	63	1.8倍	175

※人の浸透圧は285mOsm/Lくらい　　　　　　　　　　　　　　　　　（著者作成）

　ナトリウム・ブドウ糖共輸送機構のすぐれたところは、下痢をしていても機能が正常に働いていることです。つまり、下痢の時に経口補水液を摂取しても小腸から吸収されることができるのです。

　「たとえ下痢をしていても、経口補水液を飲んだほうがよい」のです。

　ただし、嘔吐している時はおさまるまで待ちましょう。

> 経口補水液の塩分は水の吸収力をアップ！
> 糖分は水の吸収速度をアップ！
> スポーツドリンクとの差は"速さ"

第2章 ● 経口補水液のすべて　53

1 経口補水液の"いろは"

3 どこが違うの？ 経口補水液とスポーツドリンク

1 経口補水液はスポーツドリンクとどこが違う？

経口補水液

　経口補水液はその組成が厳格に決められていて、水、塩分、ブドウ糖、ミネラルから構成されています。とくに、ナトリウム・ブドウ糖共輸送機構が機能するように、塩分とブドウ糖濃度の比率が一定の範囲内に定められています。

　また、アミノ酸、たんぱく質、脂肪、ビタミンなどはまったく含まれていません。

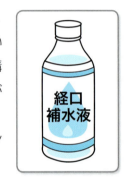

スポーツドリンク

　スポーツドリンクの組成には基準がありません。スポーツによる発汗によってからだから失われてしまった水や塩分などの電解質を、効率よく補給できる機能性飲料です。商品によって脱水症に対する補水効果はまちまちで、とくに、ナトリウムイオン濃度とブドウ糖濃度をよく確認して選ぶ必要があります。アミノ酸やビタミンをたくさん強化しているために、浸透圧が高くなっている商品もあります。

　塩味をおさえておいしくするためにナトリウムイオン濃度を低くする

と、補水効果は下がります。また、甘くするためにブドウ糖濃度を高くすると力ロリーが高くなり、胃に残る時間が長くなります。その結果、胃、小腸から体内への移動が遅くなり、さらに、浸透圧が高くなるので小腸からの吸収も遅くなります。

　スポーツドリンクは味を優先することが多く、糖や電解質組成は経口補水液のように厳格に定められていません。

　脱水症対策には、経口補水液に近い成分のスポーツドリンクが適していますので、成分を確認することが大切です。

② 点滴、経口補水液、スポーツドリンクの効果の比較

　点滴、経口補水液、スポーツドリンクの効果を3つの点から比較しましょう。

	吸収が速い	効果が確実	簡単（どこでも）
点滴（輸液補水液）	◎	◎	✕ （病院のみ）
経口補水液	◎	◎	◎
スポーツドリンク	△ 遅い、商品により 効果まちまち	△ 不確実、商品により 効果まちまち	◎

（著者作成）

　脱水症の治療のために選択するポイントは、①即効性、②利便性、③有効性です。これが経口補水液の三大メリットです。

> 1．速い（即効性）素早く水、塩分が吸収される
> 2．簡単（利便性）からだに簡単に取り込める
> 3．確実（有効性）水、塩分を確実に取り込める

第2章 ● 経口補水液のすべて　55

1 経口補水液の"いろは"

③ どんなスポーツドリンクが脱水症対策にはよい？

　脱水症の時にはできるだけ経口補水液に近い成分のスポーツドリンクを選びましょう。とくに、ナトリウムイオン濃度が高いスポーツドリンクを選びましょう。目安はナトリウムイオン濃度が40mg/dL（塩分1g/1L相当）以上含まれているものです。

　たとえばポカリスエット®の100ミリリットル当たりの栄養成分は、

- エネルギー　25kcal
- たんぱく質・脂質　0g
- 炭水化物　6.2g
- ナトリウムイオン　49mg
- カリウムイオン　20mg
- カルシウムイオン　2mg
- マグネシウムイオン　0.6mg　となっています。

　ポカリスエット®は、経口補水液に比べてブドウ糖濃度が高く、ナトリウムイオン濃度は49mg/dLと低めですが、カリウムイオン、マグネシウムイオン、カルシウムイオンも含まれているため、水と電解質の補給には適しているスポーツドリンクと言えます。

> **コラム**
>
> ◆塩分強化水分補給ゼリー
>
> 　パウチ入りのゼリータイプ商品も販売されています。写真の水分補給ゼリーは電解質と糖質のバランスを調整し、水分の吸収性に配慮されたものです。一般的なスポーツドリンクよりも塩分濃度が高く、また糖質濃度が低いので低カロリーになっています。ライチやレモンなどのフルーツ味で飲みやすく、外出時に携帯する場合や、とろみをつけたい高齢者などには、こういった商品を利用する方法もあります。
>
>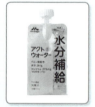
> 写真提供：株式会社クリニコ

（写真上「アクトウォーター」ナトリウムイオン93mg/100ml、写真下「レモンと乳酸菌の水分補給ゼリー」ナトリウムイオン79mg/100ml）

> **コラム**

◆スポーツドリンクは普段から飲む必要がありますか？

　スポーツドリンクはカロリーが高めなので、水やお茶のように嗜好品（しこうひん）として頻繁に摂取することはお勧めできません。しかしスポーツ時をはじめ、炎天下、風呂上がり、睡眠時、暑熱環境下での労働、飲酒後など、日常の多くの場面で私たちは水分を失っています。このような際にスポーツドリンクは、からだから失われた水・電解質の補給に役立ちます。

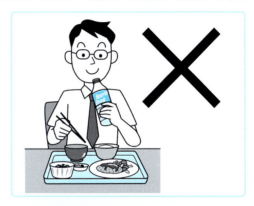

◆アミノ酸入り飲料は脱水症、熱中症の時に適していますか？

　アミノ酸が入ることで飲料の浸透圧が上昇します。浸透圧が高い飲料は、体内への吸収が遅くなります。また、アミノ酸は体温上昇効果があるので、熱中症に伴う脱水症対策で摂取すると、よけいに体温を上昇させてしまうこともあるため注意が必要です。しかし、スポーツの前後にアミノ酸入り飲料を摂取することは、筋肉の疲労を抑え回復を促進させるのに有効と言われています。

　目的を考えて上手に利用しましょう。

2　経口補水液をつくってみよう

つくって理解！
経口補水液のレシピ

　経口補水液は本物に近いものをどこの家庭にでもある材料を使って、簡単につくることが可能です。自分でつくることで、その成分と絶妙なバランスを理解することもできます。

　どんな成分がどれくらい入っていて、市販の経口補水液とくらべてどの成分が足りないかを考えながらつくるとよいでしょう。実際に、市販の経口補水液が入手困難な開発途上国では、果物や穀物から経口補水液をつくっています。適切につくられた手づくり経口補水液であれば、一時的な補水には十分活用できます。しかし、その限界を知って使用するようにしてください。

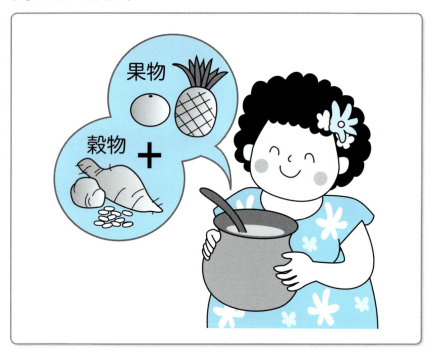

① 簡単レシピ

　ブドウ糖 10 〜 20g が手に入りにくかったら、砂糖 20 〜 40g にして、そのほか食塩 3g、水 1 リットルを用意しましょう。

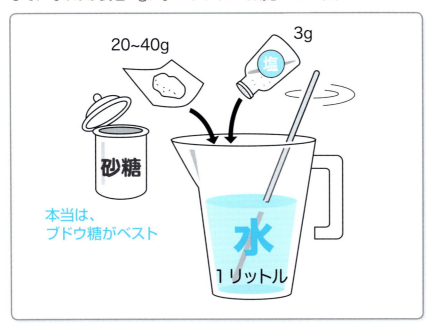

メリット

　絶妙なブドウ糖と塩分の濃度比率、浸透圧が経口補水液の理論値に近いことです。つまり、水やお茶にくらべ吸収性にすぐれています。

デメリット

　なれない味で飲みにくいことと、カリウム、マグネシウムが含まれていません。また、ブドウ糖のかわりに砂糖を使うことで、市販の経口補水液にくらべ、吸収速度は低下します。

② 経口補水液をつくってみよう

どこまでアレンジしてよいの？スペシャルレシピ集

　前項で簡単レシピを紹介しましたが、ここでは飲みやすくするためのアレンジのポイントを紹介します。

果物を使ったスペシャルレシピ

　砂糖20〜40g（ブドウ糖10〜20g）、食塩3g、水（同じ量ならば、水のかわりに糖質が含まれていない炭酸水を使用することも可能）1リットルでつくった経口補水液にグレープフルーツやレモン果汁を入れておいしくしてみましょう。ただし、添加する果汁の量には注意が必要です。果汁を入れ過ぎると、吸収が悪くなります。水1リットルに対し、果物半分程度までの果汁を使用しましょう。

　p61の表「手づくり経口補水液の組成」の推奨レベルの高いもの（◎＞○＞×）を参考に、つくってみましょう。

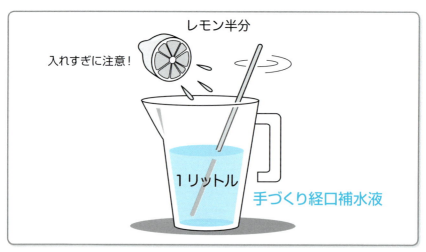

手づくり経口補水液の組成（果汁を添加した場合も含む）および推奨レベル

推奨レベル	手づくり経口補水液	炭水化物		ナトリウムイオン		カリウムイオン		浸透圧（実測値）
		g/100mL	含有するブドウ糖 mmol/L	mg/100mL	mEq/L	mg/100mL	mEq/L	mOsm/L
◎	手づくり経口補水液（添加なし）	4.0	111	115.0	50.2	0	0	226
○	手づくり経口補水液＋グレープフルーツ10%添加	4.9	111以上	115.1	50.3	16	4.1	278
×	手づくり経口補水液＋グレープフルーツ25%添加	6.2	111以上	115.3	50.3	40	10.3	358
×	手づくり経口補水液＋グレープフルーツ50%添加	8.4	111以上	115.5	50.4	80	20.5	497
◎	手づくり経口補水液＋レモン果汁5%添加	4.4	111以上	115.1	50.3	5	1.3	263
○	手づくり経口補水液＋レモン果汁10%添加	4.9	111以上	115.2	50.3	10	2.6	296
×	手づくり経口補水液＋レモン果汁20%添加	5.7	111以上	115.4	50.4	20	5.1	366

□□□は経口補水液のガイドラインに合致する値（ブドウ糖80～120mmol/L程度、ナトリウムイオン40～60mEq/L、カリウムイオン20mEq/L、浸透圧は280mOsm/L未満）

編集部注）炭水化物は、糖類などのこと。

（著者作成）

添加したジュースの組成	炭水化物	ナトリウムイオン		カリウムイオン		浸透圧（実測値）
	g/100g	mg/100g	mEq/L	mg/100g	mEq/L	mOsm/L
グレープフルーツ100%（濃縮還元）	6.2	1	0.44	160	41.0	358
レモン果汁（生）	8.4	2	0.87	100	25.6	664

成分値は、日本食品標準成分表2010より

（出典：文部科学省）

メリット

レモン果汁あるいはグレープフルーツ果汁を添加することで、風味や味覚が改善され、飲みやすくなります。同時に、カリウムイオンを多少補うことができます。

デメリット

果汁が多いと糖濃度が増加して浸透圧が高くなり、吸収が悪くなってしまいます。脱水の治療には適しません。

2 経口補水液をつくってみよう

3 ここに注意して！手づくり経口補水液の落とし穴

1 量を測るときは間違えないように

素材の計量を間違えると効果が低減する場合があります。とくに計量を大さじ、小さじなどを使用して行うと、正確な量にならない場合が多いと言われています。できるだけ、重さが数字で量れる計量器を使用しましょう。「さじ加減」はダメです。

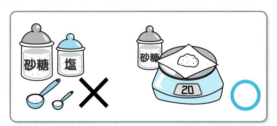

2 つくるときは清潔に

汚れた容器や手指でつくると経口補水液にばい菌が入り、飲むことで体内に入ってしまう危険があります。とくに糖分が多く、ばい菌がすみやすい環境のため、ばい菌増殖の危険が高くなります。

手づくり経口補水液はつくったその日のうちに飲みきるようにして、冷蔵庫や常温での保存はやめましょう。乳幼児、高齢者および病気療養中の人への手づくり経口補水液の使用はできるだけ避けましょう。

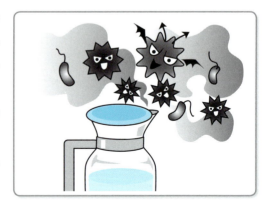

❸ 迅速な効果を期待する時は、市販の経口補水液

　手づくり経口補水液は、ブドウ糖ではなく砂糖を利用するため、市販の経口補水液にくらべて吸収に時間がかかります。熱中症や病気療養中の人に起きた脱水症には、迅速に確実に吸収される市販の経口補水液を使用するようにしましょう。脱水症の治療には、絶対に市販の経口補水液を使用してください。

❹ 下痢や嘔吐のある時は、市販の経口補水液

　手づくり経口補水液では、適切な濃度のカリウムイオン（以下カリウム）を配合するのは難しいものです。カリウムが少なくても発汗によるナトリウム喪失型の脱水ならば対応できます。しかし、カリウムを多く失う下痢・嘔吐による脱水には不十分と考えられるので、市販のカリウムが入っている経口補水液を使用するようにしましょう。

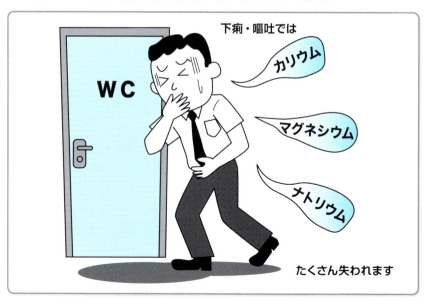

経口補水液はスペシャルドリンク

 味の感じ方に違いがあるのは あたりまえ（味もスペシャル）

 経口補水液は、脱水症の時に飲むスペシャルドリンク

　経口補水液は、栄養補給のための飲料ではありません。脱水ではない時に、経口補水液を摂取しても塩分の過剰摂取になるだけです。経口補水液は脱水症の時に飲む特別な飲料（スペシャルドリンク）なのです。

 経口補水液は、脱水症の時に飲むと美味しく感じる

　からだが水や塩分を欲している時に飲む経口補水液の味は、甘く飲みやすく感じるものです。ある意味、体調のバロメータにもなります。ただし、脱水症であっても経口補水液を塩辛く感じる人もいるので注意してください。脱水症の診断はあくまでも全身状態で判断しましょう。

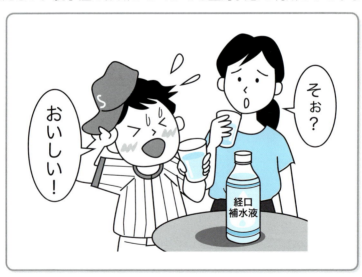

経口補水液は、食事の時に飲んでもおいしくないし効果も弱まる

　食事の時に、お茶や水のかわりに経口補水液を飲んでもおいしくないのは当然です。十分に食事を摂取できるのなら、食事から水や塩分を補給すればよいのです。経口補水液は、十分に食事がとれない時や、とった以上に体液が奪われた時に飲む飲料です。

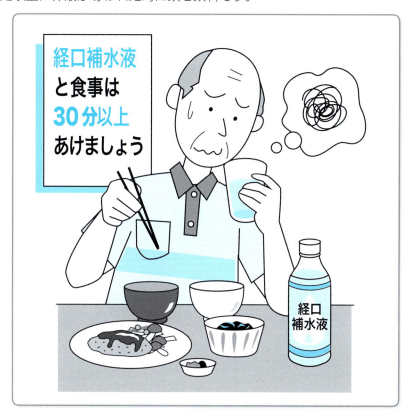

　また、食事と一緒にとることで効果が弱まります。食事と一緒にとることにより、胃の中で経口補水液と食事が混ざり、経口補水液の組成が崩れてしまいます。組成が崩れると吸収効果が弱まります。経口補水液と食事は、できれば 30 分以上の間隔をあけたいものです。

3 経口補水液はスペシャルドリンク

> **コラム**
> # 認知症の人にも活用できます

　なかなか水やお茶を口にしてくれない認知症の高齢女性がいました。

　ある夏の日、どう見てもこのまま放っておけないくらいの脱水症になっていました。

　でも、お茶や水はいつもどおり飲んでくれません。

　スポーツドリンクもはじめのうちは興味を示して一口、二口、口にしてくれます。でも、味が合わないのかすぐに口を真一文字に結んでしまいました。そんな時、経口補水液を愛用の湯飲みについで飲んでもらうと……。

　それまでのことが嘘のように……湯飲み1杯も飲んでくれました。

　もっと早くから経口補水液を出していれば、こんなにつらい思いをさせなくてよかったのに、と反省すべきことでした。

　脱水症の人には、経口補水液の味が最も合うことを再認識させられました。

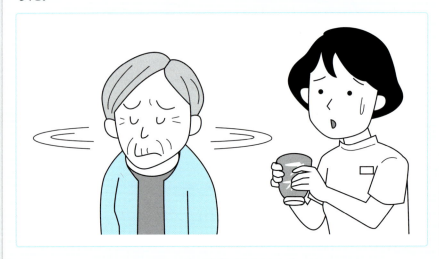

2 薬局や薬店、ドラッグストアで購入できる（購入場所もスペシャル）

❶ 経口補水液は、指導に従って飲みましょう

　市販の経口補水液には、大きく分けて、①消費者庁許可・個別評価型病者用食品、②医薬品（医師の処方せんが必要なもの）、③一般食品の3つの種類があります。原則的に医師、看護師、薬剤師および管理栄養士の指導に従って飲みましょう。とくに初めて使う人は、できるだけ指導を受けるようにしましょう。その理由は、以下のとおりです。

①飲む必要があるかどうかの判断をしてもらいます

　脱水症の程度もさまざまですので、どの程度か専門家に判断してもらいましょう。経口補水液が適応となるのは、軽度〜中等度の範囲にある脱水症やかくれ脱水です。

②飲む量や期間の指導をしてもらいます

　むやみに摂取してしまうことで塩分（電解質）や糖分を過剰に摂取することになる場合があります。適切な摂取量や、摂取をやめる目安などの指導が必要です。また、飲めない場合や効果がない場合は、医療機関を受診することなどの指導も必要です。

❷ 知っておこう！ 病者用のスペシャルドリンク

　上記の①②の主な対象となる商品が「消費者庁許可・個別評価型病者用食品」に分類される経口補水液（オーエスワン®、アクアライトオーアールエス®）です。指導の必要性、脱水症への適応、年代別に適した摂取量の目安が明記された商品です。

第2章 ● 経口補水液のすべて　67

③ 経口補水液はスペシャルドリンク

　この商品は、日本では、薬局、薬店およびドラッグストアで購入できます。また、医療機関や介護施設などで指導者がいる施設では、自動販売機などで経口補水液を購入することも可能です。

　現在では、熱中症診療ガイドライン 2015（日本救急医学会）、熱中症対策ガイドライン（日本サッカー協会）、小児急性胃腸炎診療ガイドライン 2017（日本小児救急医学会）などでも病者用食品の経口補水液が紹介されています。

❸ 特定のコンビニであれば医薬品、経口補水液が購入できる

　2009 年 6 月から施行された改正薬事法において、薬剤師のほかに医薬品を販売できる新たな「登録販売者」という制度が新設されました。この制度により、薬局やドラッグストアなどにおいて薬剤師による販売しか認められていなかった医薬品販売を、コンビニエンスストアなどでも販売できるようになりました。「登録販売者」が在籍するコンビニエンスストアであれば、経口補水液が購入できるのです。

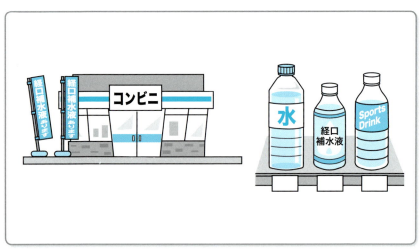

3 スポーツドリンクよりも価格が高いのは、価値があるから（実は価値もスペシャル）

1 スポーツドリンクよりも価格が高い理由は

①経口補水液の定義に従った組成を製造過程で厳格に守っているためです

　ナトリウム・ブドウ糖共輸送機構は、経口補水液の組成で最も効率よく働きます。絶妙なバランスを保持するにはお金がかかります。

②拡大解釈になりますが、適切な指導者による指導料も含まれているためです

　購入する際に、適切な指導を受けられることも購入者にはメリットです。効果を得るための指導にもお金がかかります。

③安全と安心を買うためでもあります

　世界保健機関（WHO）やユニセフが認めている飲料です。子どもや病者が飲んでも安全で安心な飲料です。

　とくに、消費者庁許可・個別評価型病者用食品に分類された飲料は、病者が口にする飲料であり、上記の条件がすべて満たされているので価格が高いのも納得できますね。

　もしも脱水症になって病院へ行き点滴を受けたとしたら、病院への往復交通費、診察料、点滴料などが費用として発生しますので、経口補水液を購入するよりも高くつくと考えられます。こう考えると、経口補水液は実はコストパフォーマンスに優れた飲料と言えます。

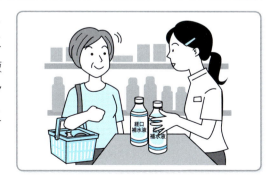

第2章 ● 経口補水液のすべて

3 経口補水液はスペシャルドリンク

4 健康のために毎日飲む必要はない（スペシャルなドリンクだから）

① かくれ脱水または脱水症の時に飲む飲料

　毎日の水分補給は半分を食事中に含まれる水分から（三度の食事から無意識にとれます）、残り半分を水分摂取としての飲料からとるのが理想的です。ここで言う水分摂取とは、経口補水液のことではありません。普段、皆さんが飲んでいる水、お茶、清涼飲料水のような飲料のことです。カフェインの含まれているコーヒーや紅茶でも水分補給になります。

　温かくても冷たくてもよいので、飲みたい温度で飲みましょう。

　大切なことは、飲みやすく、多くの量を飲める飲料をとることです。ただし、**アルコールだけは水分摂取にはなりませんのでご注意を。**

> 経口補水液はかくれ脱水または軽度〜中等度の
> 脱水状態の時に飲む飲料

② 健康な状態で経口補水液を飲んでも、栄養補給は期待できない

　経口補水液の組成は、水、塩分（電解質）およびブドウ糖ですので、健康な状態で摂取しても栄養補給効果は期待できません。そればかりか、日本人の塩分摂取量は通常でも諸外国にくらべ多めですので、不必要な経口補水液をとり続ければ塩分過剰につながりやすくなり

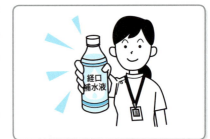

70

ます。さらなる栄養補給を目指すなら、栄養価の高いおいしい食事を食べて、適度な運動をすべきです。

熱中症対策に経口補水液を常備することが大切

　熱中症の予防は暑熱環境（蒸し暑いところ）に行かないことが一番です。そして、規則正しい食生活を送ることが二番目に重要なことです。
　予防では、「塩分や水を多めにとりましょう」なんて言葉は出てきません。その理由は、予防的な塩分や水の過剰摂取は熱中症予防にならないからです。経口補水液も予防的にとる飲料ではありません。

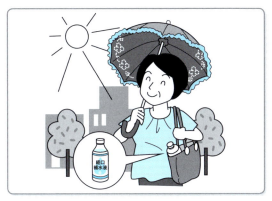

それでは、暑い季節、どんな時に経口補水液を活用するのでしょう。
　その答えは、熱中症に進行しやすいかくれ脱水や脱水症状がある時です。暑さによる夏バテで食欲が低下したり、多くの汗をかいたりした場合になりやすい状態です。すでに、体液が不足した状態で暑熱環境に出れば、熱中症を起こします。この失った体液を補給する目的で経口補水液を飲むのはよいことです。
　熱中症予防には、経口補水液を予防的に飲むよりも、身近に常備する、出かける時に持って行く知恵が大切です。いざという時、すぐに飲めるように。

3 経口補水液はスペシャルドリンク

知っておこう！経口補水液の飲み方（スペシャルな飲み方）

安定してからはゴクゴク、一気に飲まない

　病院で受ける点滴は、ショックになるくらい血圧が低下していれば急速に行います。でも、そうでなければ時間をかけてゆっくりと点滴します。経口補水液は点滴と同等の水と塩分（電解質）の補給効果がありますので、症状が安定してからは経口補水液もゆっくり飲むようにしましょう。その理由は、もしもゴクゴク飲むと……

急激に水分が吸収されると、血液が一時的に薄まります。
↓
人のからだは血液の濃さを取り戻そうと、尿として水分を出そうとします
↓
**せっかく補給された水分が、
あっという間にからだの外に出てしまい脱水症は改善しません**

だから
**経口補水液はできるだけ少しずつ、ゆっくり飲みましょう。
「目安は 30 分くらいかけて 500 ミリリットル」**

　ただし、子どもには難しいことがあります。このような時にはペットボトルのキャップを利用して、遊びながら飲んでもらうと少しずつゆっくり飲んでくれます。

※脱水症や熱中症では、はじめの 500ml くらいは可能な限り速く飲みましょう。

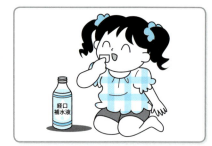

② いつまでも飲み続けるのはダメ（スペシャルドリンクはアクセルです）

　経口補水液は長期間飲み続ける飲料ではありません。脱水症の時にだけ飲むようにしてください。脱水症が改善したら、できるだけ普段食べている食事にもどしましょう。

　その理由は、経口補水液だけでは栄養が足りないからです。経口補水液は食べられないからだを食べられるようにするためのアクセルのようなものです。アクセルが効いて、順調に食欲が出てきたら、おいしい食事を食べてください。

　たとえば、乳児ならもちろん……

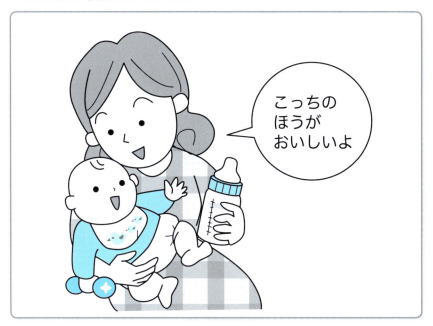

4 経口補水液の使い方

1 迅速に飲み始めることが大切

　かくれ脱水や脱水症を疑ったら、経口補水液を迷わず迅速に飲み始めることが大切です。とくに、高齢者では脱水症のダメージが大きいので、迷わずに飲み始めて早く回復させることで後遺症も防げます。最も恐い後遺症である脳神経の障害を防ぎましょう。

　小児でも同様です。2003年にアメリカ疾病管理予防センター（CDC）より発表された、「下痢および脱水症を呈した小児に対する適切な治療の7原則」では迅速な経口補水液の摂取が推奨されています。

下痢および脱水症を呈した小児に対する適切な治療の7原則

(1) 脱水症の是正には経口補水液を使用する
(2) 経口補水療法は可及的速やかに開始する
　　（発病後3〜4時間以内）
(3) 経口補水療法により脱水症が是正されたら速やかに患者の年齢に合った、制限のない食事を提供し、栄養補給を再開する
(4) 授乳中の幼児では、母乳は継続させる
(5) 乳児用ミルクを用いている場合は、そのミルクを薄めることは推奨しない。特殊なミルクを用いる必要もない
(6) 下痢で断続的に水分・電解質が喪失している場合は、経口補水液を追加摂取させる
(7) 不必要な臨床検査や投薬は行わない

（出典：米国疾病管理予防センター（CDC），2003）

2 どれくらいの量を飲むか（安定してからの目安）

　経口補水液の1日摂取量の目安として、以下の量が明記されています。しかし、その他の商品では記載されていないものもありますので、過剰摂取に注意してください。

　あくまでも、摂取量は目安であり、病状に応じて適宜増減して飲むようにしましょう。

消費者庁許可・個別評価型病者用食品
経口補水液摂取量の1日あたりの目安

乳児^{注)} …………………………… 30～50mL/kg
幼児 ………………………………… 300～600mL
学童、成人、高齢者 ……………… 500～1,000mL
注）乳児は体重あたりで算出

　上記の量はあくまで目安です。「感染性胃腸炎の時には、下痢（げり）で失った量と同じだけの、嘔吐（おうと）で吐いた量と同じだけの経口補水液を摂取するように」とされています。

　1リットル（1,000ミリリットル）以上の下痢や嘔吐も、決して珍しいことではありません。上限は病気によって異なります。

原則：出た分、失った分を補う

※ただし、脱水症や熱中症の急性期には、この目安にしばられず、必要な量の経口補水液を迅速にとりましょう。

第2章 ● 経口補水液のすべて　　75

4 経口補水液の使い方

 病気ごとの飲み方

　熱中症、感染性胃腸炎、インフルエンザいずれも脱水症で命にかかわる状態になります。脱水症に対する適切な対策を施せば、命を失うことはないのです。病気によって、飲み始めるサインがありますので、そこに着目して迅速に経口補水液を飲んでもらいましょう。

 熱中症

暑い時、こんな症状が出たら経口補水液を飲もう

　熱中症（軽度〜中等度）は、脱水症が主な原因です。脱水症を改善させないとより病態は悪化していきます。熱中症を疑ったら、できるだけ早い時期に経口補水液を摂取してもらいましょう。
　その理由は、脳に重大な後遺症を残さないためです。

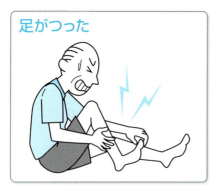
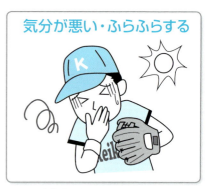

熱中症を疑ったら迅速な経口補水液の摂取

こんな症状が出たら、すぐ医療機関へ

　熱中症が進行すると、意識が混濁したり、飲む力がなくなったりして経口補水液が摂取できなくなることがあります。このような状況では、迷わず医療機関を受診して点滴による補水を受けなければなりません。

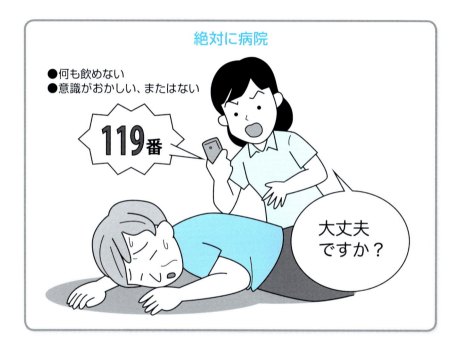

　「自分でペットボトルのキャップが開けられない」「飲んでも口からあふれてくる」「飲む力もない」⇒すぐに119番

　2014（平成26）年に環境省で発表された「熱中症環境保健マニュアル―熱中症を疑ったときには何をするべきか」、厚生労働省から発表された「熱中症予防のためのリーフレット」では、経口補水液の摂取が勧められています（p100～102付録）。

4 経口補水液の使い方

2 急性胃腸炎（ノロウイルス、ロタウイルスなど）

　下痢（げり）をしていても経口補水液は飲めます。下痢がみられていても水や塩分（電解質）、ブドウ糖などに対する小腸の吸収能は正しく機能していることが明らかにされています。現在では、経口補水液を飲んで脱水状態が改善したら、早期から年齢にふさわしい消化のよい食べ物を摂取することが、下痢の治療のうえで有効であると考えられています。

　下痢をしていても経口補水液を飲んでよいのです。絶飲のままでは、脱水症は改善しません。迅速な経口補水液の摂取が効果的です。

　吐き気や嘔吐を繰り返している場合は、口から何かを食べることで嘔吐を誘発することがあるので、慎重な対応が必要です。嘔吐が続く場合には安静にし、無理に飲ませないようにします。脱水症になるかもしれないと焦らないで、嘔吐がおさまるのを待ちましょう。30分程度吐き気がなければ、様子を見ながら経口補水液を少量ずつ摂取させます。徐々に増やしていきましょう。

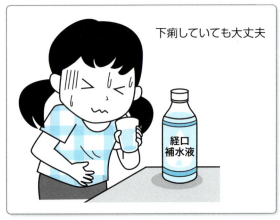

迅速に経口補水液を飲ませましょう

３ インフルエンザ

　インフルエンザウイルスに感染すると、高熱とともに、風邪(かぜ)のような症状が出ます。高熱によって汗を多量にかき、嘔吐や下痢を伴う場合もあり、脱水症を起こしやすくなります。脱水症を合併すると汗が出なくなって、さらに熱が下がらなくなり、体力は低下し回復に要する時間が長くなってしまいます。

　インフルエンザは、肺炎や脳症を合併することもありますので、早期に病院を受診し抗ウイルス薬の投薬を受けるべきです。発熱がみられた時点から、迅速に経口補水液を飲み始めて、脱水症対策を行うことが重要です。

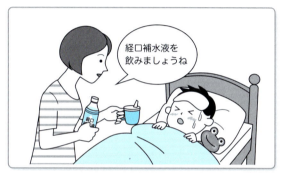

迅速に経口補水液を飲ませましょう

コラム
迷ったら、ちゅうちょせずに経口補水液を飲ませましょう

　熱中症、胃腸炎、インフルエンザどれも時間との勝負です。脱水症を進行させないために、迅速な経口補水液の摂取を心がけます。

　迷っている時間はありません。脳神経の障害は一刻一秒を争います。その１秒が命取りに！

　迷っている間に症状が悪化するおそれがあるので、まずは市販の経口補水液を500ミリリットル試しに飲ませましょう。

第3章

Q&A 集

皆さんが脱水症、経口補水液について、日頃
疑問に思われている質問（Question）に
対してお答え（Answer）します

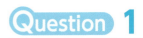

脱水症の予防のために日頃から塩分を補給していたほうがよいのですか？

Answer 1

日常、食事の中で塩分を増やす必要はありません

　日本人の塩分摂取量は、諸外国に比べ普段でも多いくらいです。過剰な塩分摂取は、生活習慣病や認知症の一因にもなりますので、控えるようにしましょう。

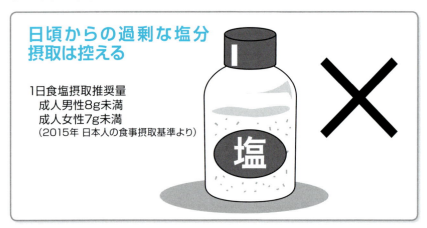

日頃からの過剰な塩分摂取は控える

1日食塩摂取推奨量
　成人男性8g未満
　成人女性7g未満
（2015年 日本人の食事摂取基準より）

1）　熱中症予防に塩分を多くとる必要はありません

　熱中症予防のためにあらかじめ塩分や水を多くとる必要はありません。汗には塩分が多く含まれているのですが、少量の汗であれば塩分はからだに再吸収されるため、それほど失われません。多量の汗をかくと塩分の再吸収が追いつかず、塩分が失われるのです。気候のよい日に軽いジョギングや散歩程度の運動をしても、塩分補給をするほどではありません。蒸し暑い環境で、運動をした場合や目で見てわかるくらいの汗が出てきた時に塩分補給を心がけましょう。

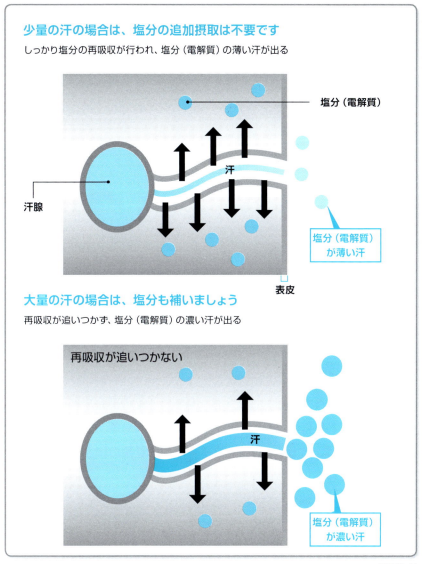

（著者作成）

　ただし高齢者では、少しの汗が出ただけでも、早めに補給するようにしましょう。なぜなら、水や塩分をためる筋肉量が少ないだけでなく、汗の中の塩分を再吸収する力がおとろえているからです。

> コラム

熱中症対策の正しい食生活

　熱中症予防対策の基本は規則正しい食生活です。3食バランスのよい食事をとることがまず重要です。その他、睡眠時間を十分にとる、規則正しい生活リズムも大切な項目になります。

食事の目的
①水分をためるタンクをつくる

　人のからだで最も水分が多いのは、"筋肉"です。筋肉が水のタンクになります。筋肉量を増やし、水のタンクをたくさん持ちましょう。

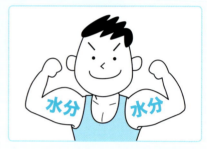

　熱中症対策の食事は、時期に応じて考えます。暑くない時には、筋肉（タンク）をつくるためにたんぱく質をとりましょう。

● 筋肉を育てるには

　動物性たんぱく質と植物性たんぱく質を1：1の割合でとることをお勧めします。1日にとるたんぱく質の50％が肉や魚、乳製品などの動物性たんぱく質、残りの50％をダイズなどの豆類のほか、木の実などでとるようにしましょう。

　食べただけでは筋肉には育ちません。しっかりとたんぱく質を食べ、適度に運動することで、筋肉は育ちます。

例）牛乳、豆ふなど　＋　ウォーキング

②強いからだをつくる

　暑い時に汗をかけるからだをつくる（自律神経の活性化）ことです。暑くなってきたら、汗

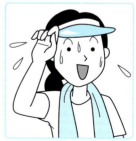

で失われた水、塩分を補うようにしましょう。ただし、とり過ぎは禁物です。

　暑さになれるためにビタミン C を 1 日 300 ～ 500 ミリグラム摂取することをお勧めします。

例）夏野菜、果物など

③熱中症になってしまったら経口補水液を

　熱中症になってしまったら、迷わず経口補水液です。「予防」と「治療」の区別は明確に。

例）経口補水液

時期に応じた食生活からの熱中症対策

対策時期	食生活の注意事項	強化するポイント	摂取するとよい栄養素
暑くない時期から（長期的予防策）1、2、3、4、5、10、11、12 月		筋肉量の増加膠質浸透圧の増加	たんぱく質（アミノ酸）
		暑熱環境への順応を促進	ビタミン C
暑くなってから（短期的予防策）6、7、8、9 月	規則正しい食生活偏りのない食事十分な休息	暑熱環境で失われた水・電解質・ビタミンの補給	水ナトリウムカリウムカルシウムマグネシウムビタミン B 群
		抗酸化作用	ビタミン C、Eβカロテン
熱中症になってしまったら（治療）	固形物は慎重にたんぱく質は避ける	水の補給	水
	迅速に経口補水療法を実施する	汗から失われた塩分（電解質）の補給	ナトリウムカリウム

（出典：谷口英喜　熱中症予防のための食生活─食事面からのアプローチによる予防策─Geriat. Med 52（5）：519-525, 2014 を改変）

Question 2

経口補水液は糖尿病や高血圧の人が飲んでも大丈夫ですか？

糖分や塩分制限を受けている人では、糖分と塩分の過剰摂取になってしまうのですか？
（経口補水液 1,000mL に 20g のブドウ糖と 3g の食塩が入っています）

Answer 2

脱水症になった時なら迷わず飲み始めるべき飲料です（ただし、500ml 程度）

糖尿病や高血圧の人でも脱水症になった場合は、迅速に経口補水液を飲み始めるべきです。

脱水症を発症しているような人では、必要な糖分も塩分も摂取できていないと考えられます。このような場合は、脱水症の治療を優先させるべきで、脱水症が改善され食事摂取が可能になった時点

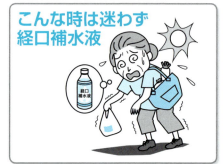

こんな時は迷わず経口補水液

で、糖分と塩分の制限を考慮すればよいのです。とくに、糖尿病の高齢者が脱水症を起こした場合には、急速に病状が悪化して高浸透圧性非ケトン性昏睡という恐ろしい病気に進展する危険があります。

ただし、次の注意事項を守ってください。

注意!!

① 経口補水液を使うのは、脱水症になってから医師に診てもらうまでのつなぎの期間です（目安は 500 ミリリットル程度まで）。迅速に経口補水液を飲んでダメージを減らすことが目的です。

② 経口補水液は、まず１本（500 ミリリットル）飲ませることを優先します。次の１本（２本目）を飲むまでに、必ず医師の判断をあおぐことが大切です。

③ 経口補水液を飲んでよくなっても、脱水症になったことと、経口補水液を飲んだことを必ず医師に早めに伝えましょう。

④ 改善後には、医師の指示なく経口補水液を飲み続けてはいけません。

Question 3

経口補水液は塩辛いから、甘いから、もったいないから薄めてもよいですか？

Answer 3

ダメです（スポーツドリンクもダメです）

とくに病気療養中の人や高齢者ではやめましょう。

①ナトリウム・ブドウ糖共輸送機構が効率よく働くようにつくられています。成分は、かえてはいけません。

②薄めることで不潔になります。どんなに手や容器をキレイに洗っても、ばい菌は存在します。

経口補水液と同じ理由で、スポーツドリンクも原則的には薄めてはいけません。

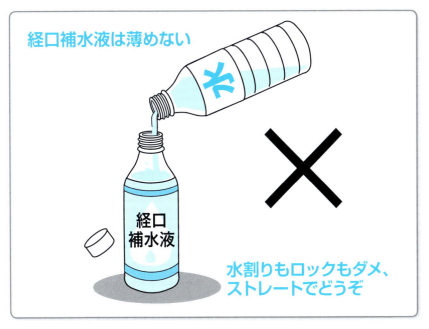

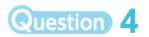 4

経口補水液は温めたり冷やしたりしてもよいですか？

Answer 4

沸騰させない、凍らさない程度ならOKです

　冷やしてもよいのですが凍らせない程度に、温めてもヒト肌程度までにしてください。凍らせると、溶けた状況によって組成がかわってしまいます。間違って凍ってしまったら、すべて溶かして、よく振って濃度が一定になるのを待ってから飲むようにしましょう。沸騰させると、水だけ少なくなり濃度がかわってしまいます。

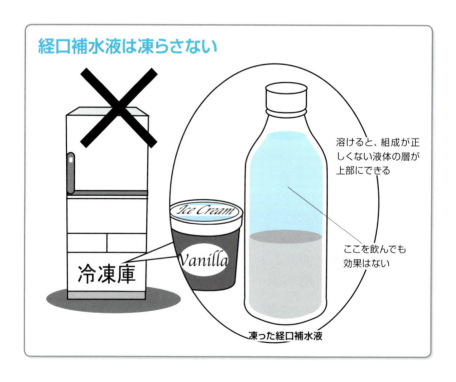

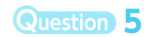

経口補水液はいつまで飲み続けるのですか？

Answer 5

脱水症が改善して、以前のように食事がとれるようになるまでです。元気を取り戻すまでのアクセルです

　経口補水液は、飲み続けてもさらに元気になったり、栄養がついたりするものではありません。経口補水液の摂取の目安は、1～3日です。脱水症が改善したら、通常どおりの食生活に戻りましょう。日頃の補給は、通常の食事や飲み物でとれる水と塩分の量で十分です。経口補水液は、元気をとりもどすまでのアクセルです。

1）脱水症が経口補水液を飲んでもよくならない時は点滴も考慮します

　重症の脱水症では、経口補水液を飲めない、飲めても脱水症が改善しないような場合があります。点滴をしなければならないレベルかもしれません。数日で改善しなければ医師に相談しましょう。

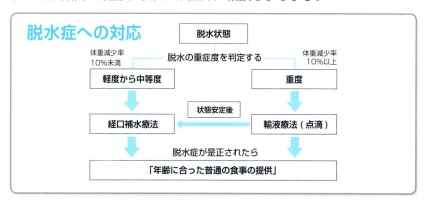

(出典：「経口補水療法　各栄養療法の基礎知識・選択の考え方のポイント」．『こどもケア』，8（4），2013より一部改変)

Question 6

経口補水液にとろみ剤を使用してとろみをつけてもよいですか？

Answer 6

ダメです

　液体の経口補水液に市販のとろみ剤でとろみをつける方法については、まだ研究段階です。以下のような危険性がありますので、とろみ剤の使用は控えてください。とろみ剤が必要なレベルの方には、ゼリータイプの経口補水液を活用してください。

1）経口補水液の成分を崩してしまう

　とろみ剤の成分は、デンプン、増粘多糖類、デキストリンなどが主なものです。経口補水液の炭水化物濃度に影響を与えてしまい、吸収速度を低下させてしまう危険があります。

2）とろみ剤の粘度を不安定にしてしまう

　一般的にとろみ剤は塩分により硬さが変わってしまいます。とろみ剤でとろみをつけた時は適度な粘度があっても、時間がたつと期待していた粘度と異なってしまいます。

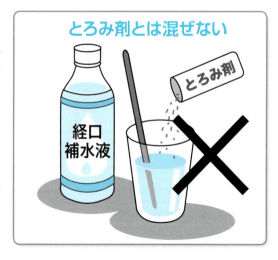

Question 7

経口補水液は各種発売されていますが、どうやって選べばよいのですか？

Answer 7

脱水症の状況、経口補水液の分類、形状を考慮して選びましょう

1） 購入経路からみた、各種経口補水液の選び方

経口補水液の組成は、ナトリウムイオン濃度とブドウ糖濃度のモル濃度比が1：1〜2の範囲内にあります。日本で市販されている経口補水液は、購入経路から次の3種類のカテゴリーにわかれます。

①消費者庁許可・特別用途食品個別評価型病者用食品に分類される飲料

許可を受けた表示内容に、脱水状態に適しているという内容を明記できる飲料です。医師、看護師、薬剤師および管理栄養士の指導に従って飲んでもらいます。主に病院、薬局、ドラッグストアで購入できます。

⑦ オーエスワン®（株式会社大塚製薬工場）

最も多く使用されている経口補水液です。病院や施設における有用性に関する臨床データも豊富です。許可表示として「感染性胃腸炎、感冒による下痢・嘔吐・発熱を伴う脱水状態、高齢者の経口摂取不足による脱水状態、過度の発汗による脱水状態等に適している」と表示してよいという許可を受けています。

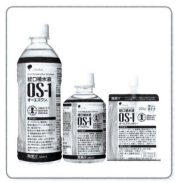

（写真提供：株式会社大塚製薬工場）

年代別の摂取量の目安も表示されています。形状は液体でペットボトル、ゼリータイプまた通信販売されている粉末タイプもあります。

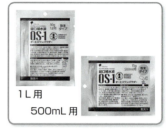

（写真提供：株式会社大塚製薬工場）

🔹 アクアライトオーアールエス®（和光堂株式会社）

乳幼児で主に使用されている経口補水液です。基礎実験による有用性のデータが示されています。許可表示として「ウイルス性の感染性胃腸炎による下痢・嘔吐・発熱を伴う脱水状態における水分・電解質の補給に適しています」と表示してよいという許可を受けています。

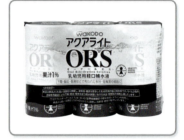

（写真提供：和光堂株式会社）

形状は、液体カートカンです。

②医薬品

脱水症に適応があり、溶かして飲みます。
購入には医師の処方せんが必要です。

🔹 ソリタ-T®配合顆粒2号および3号（エイワイファーマ株式会社）

効能または効果として、ソリタ-T®配合顆粒3号は「軽症または中等症の脱水症および手術後の回復期における電解質の補給・維持」とされています。

顆粒剤のため、本剤1包（4.0g）を100ミリリットルの水または微温湯に混ぜて溶かし、摂取します。小児には1回20〜100ミリリッ

トルを1日8〜10回（2〜3時間ごと）経口投与します。ソリタ-T®配合顆粒2号（😊－1）に比べ、3号（😊－2）はナトリウムイオン濃度が低くなっています。

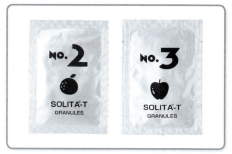

（写真提供：エイワイファーマ株式会社）

③ 一般食品

病院、薬局以外でも購入可能です。

明治アクアサポート®（株式会社明治）

一般食品ですので、表示は水分・電解質補給飲料となっています。ナトリウムイオン濃度は50mmol/Lで、クエン酸イオンが豊富なことと、リンゴ風味が加えられたことが特徴です。形状は液体で、ペットボトルです。

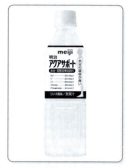

（写真提供：株式会社明治）

アクアソリタ®（味の素株式会社）

ナトリウムイオンを少なめにおさえ、同時に炭水化物濃度（カロリーのもと）も少なめにすることで補水効果を保っています。結果的には塩分とカロリーが少なめになっています。

形状は液体のカートカン、ペットボトル、ゼリータイプ、粉末タイプがあります。

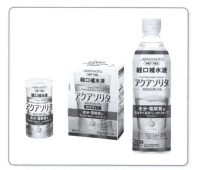

（写真提供：味の素株式会社）

2) 状況や症状からみた各種飲料の選び方

●日常の予防的な補水

アルコール以外の水、お茶、ジュースなど好きなものを飲めば、十分です。

●軽い運動、暑熱環境下や入浴に伴う発汗に対する補水

スポーツドリンクの中でもナトリウムイオン濃度が十分にあるものがよいでしょう。また、経口補水液だったら塩分（ナトリウムイオン）が少なめの（オ）がよいでしょう

●下痢、嘔吐や大量の発汗で脱水状態を起こした場合（かくれ脱水も含む）

塩分が多めの即効性のある経口補水液を優先的に選択します。下痢、嘔吐や大量の発汗では、多量の電解質と水分が喪失し身体に異常をきたすためです（ア、イ、ウー1、エ）。水分および電解質を十分かつ急速に補うことができます。

●脱水症の症状が軽い場合や、改善傾向が認められた場合

ナトリウムイオン濃度が低めの経口補水液（ウー2、オ）にかえてもよいでしょう。

●液体の飲み込みが難しい人、小児

ゼリータイプの製品を選びましょう（ア、オ）。

●持ち運びや長期保存をしたい場合

パウダー、粉末、顆粒の製品を選びましょう（ア、ウー1，2、オ）

●アルコール

どんな状況でも補水効果はありません。脱水症の時には飲んではいけません。

●牛乳

熱中症予防にはよい飲み物です。からだの血液と筋肉を増やしてくれます。ただし、熱中症になってから飲んではいけません。

塩分喪失の程度に応じた飲料の選び方

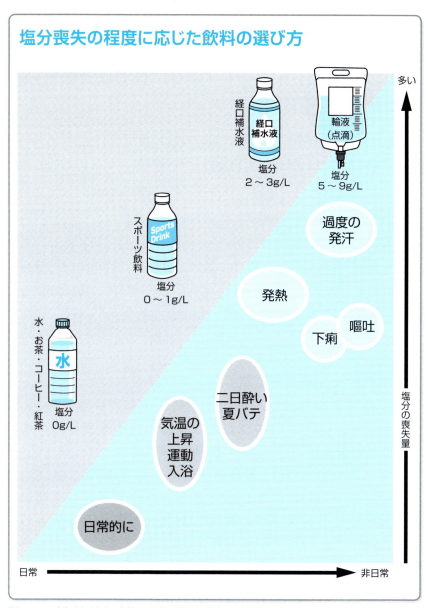

注）ここでいう塩分とは食塩に換算した場合の量を示します
（出典：「教えて！ かくれ脱水委員会」，HP より一部改変）

Question 8

経口補水液はお医者さんの指示がないと飲めないのですか？

Answer 8

医師の指示が絶対に必要な経口補水液は、医薬品に分類されるもの（ウ）だけです

　医師の処方せんが必要なものは、医薬品に分類されるものだけです。消費者庁許可・個別評価型病者用食品に分類される経口補水液（ア、イ）は、処方せんは必要ありませんが、医師、看護師、薬剤師および管理栄養士の指導に従って飲むことをおすすめします。また、一般食品に分類される（エ、オ）は、特に指示および指導の義務はありません。成分が同じでも、分類が異なると規則が違う、不思議ですね。

経口補水液を使用する際の指示の必要性

- ●経口補水液を適切に使用するためには、一度は医師、看護師、薬剤師および管理栄養士の指導を受けるべきです。正しい活用で効果が得られます。
- ●その経験があれば、医薬品以外のもの（ア、イ、エ、オ）は、必ずしも指導を受ける必要ありません。家に買い置きしたものを使う、薬局、ドラッグストアで購入して使用することが可能です。
- ●経口補水液は日常的にむやみに摂取する飲料でないことを知ったうえで、飲むようにしてください。

Question 9

塩飴、塩、梅干し……
熱中症の予防に必要ですか？

Answer 9

熱中症の予防に塩（塩飴、梅干し）を積極的にとる必要はありません。規則正しい食生活が熱中症予防の基本です。海水（塩分が多い）を飲むと危険であるのと同じように、塩分の過剰摂取はからだにとって危険です。

　答えのとおり、熱中症の予防に塩飴、塩、梅干しを積極的にとる必要はありません。規則正しい食生活が基本です。

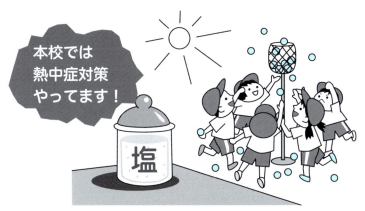

教育現場で本当にあったひどい話
熱中症対策として、子どもたちに好きなときに塩をなめられるようにしました

本校では熱中症対策やってます！

　運動会で生徒に塩だけを食べられるようにすることは熱中症予防ではありません。熱中症になった時に塩だけをとっても脱水症は改善されず、高ナトリウム血症を起こして危険です。海水を飲むと、高ナトリウム血症を起こして心不全、呼吸不全を起こすのと同じです。
　塩（塩飴、梅干し）は必ずたくさんの水と一緒にとるようにしましょう。目安は1個に対しコップ1杯以上の水です。

第3章 ● Q&A集

Question 10

熱中症の時、アルコールや牛乳を飲んでもよいですか？

Answer 10

ダメです

経口補水液を優先的に選択して飲みましょう。

牛乳やアミノ酸入りのスポーツドリンクなどの飲料は体温を上げてしまいます。また、アルコールは体温を上げるだけでなく、利尿効果もあるため、かえって悪化してしまいます。

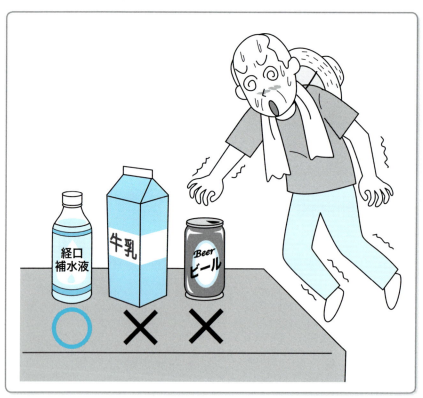

この本のまとめ

1. たかが脱水症、されど脱水症

2. 万病において脱水症の早期発見が大切です

3. 体調不良の時にはかくれ脱水も疑いましょう

4. 迅速な経口補水液の摂取は脱水症を改善してくれます

5. この本を読めば、脱水症と経口補水液のすべてがわかります

付録

熱中症予防のためのリーフレット

熱中症予防のために

暑さを避ける

室内では・・・
- 扇風機やエアコンで温度を調節
- 遮光カーテン、すだれ、打ち水を利用
- 室温をこまめに確認
- WBGT値※も参考に

外出時には・・・
- 日傘や帽子の着用
- 日陰の利用、こまめな休憩
- 天気のよい日は、日中の外出をできるだけ控える

からだの蓄熱を避けるために
- 通気性のよい、吸湿性・速乾性のある衣服を着用する
- 保冷剤、氷、冷たいタオルなどで、からだを冷やす

※WBGT値：気温、湿度、輻射（放射）熱から算出される暑さの指数
運動や作業の度合いに応じた基準値が定められています。
環境省のホームページ（熱中症予防情報サイト）に、観測値と予想値が掲載されています。

こまめに水分を補給する

室内でも、外出時でも、のどの渇きを感じなくても、こまめに水分・塩分、経口補水液※などを補給する
※ 水に食塩とブドウ糖を溶かしたもの

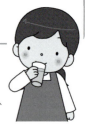

「熱中症」は、高温多湿な環境に長くいることで、徐々に体内の水分や塩分のバランスが崩れ、体温調節機能がうまく働かなくなり、体内に熱がこもった状態を指します。屋外だけでなく室内で何もしていないときでも発症し、救急搬送されたり、場合によっては死亡することもあります。
熱中症について正しい知識を身につけ、体調の変化に気をつけるとともに、周囲にも気を配り、熱中症による健康被害を防ぎましょう。

熱中症の症状
○めまい、立ちくらみ、手足のしびれ、筋肉のこむら返り、気分が悪い
○頭痛、吐き気、嘔吐、倦怠感、虚脱感、いつもと様子が違う
重症になると、
○返事がおかしい、意識消失、けいれん、からだが熱い

詳しくは、厚生労働省ホームページ「熱中症関連情報」をご覧ください。

厚生労働省 熱中症　検索

厚生労働省

（厚生労働省、2014 年）

熱中症が疑われる人を見かけたら

涼しい場所へ
エアコンが効いている室内や風通しのよい日陰など、涼しい場所へ避難させる

からだを冷やす
衣服をゆるめ、からだを冷やす

（特に、首の周り、脇の下、足の付け根など）

水分補給
水分・塩分、経口補水液※などを補給する
※ 水に食塩とブドウ糖を溶かしたもの

自力で水が飲めない、意識がない場合は、すぐに救急車を呼びましょう！

＜ご注意＞

暑さの感じ方は、人によって異なります
その日の体調や暑さに対する慣れなどが影響します。体調の変化に気をつけましょう。

高齢者や子ども、障害者・障害児は、特に注意が必要です
・熱中症患者のおよそ半数は65歳以上の高齢者です。高齢者は暑さや水分不足に対する感覚機能が低下しており、暑さに対するからだの調整機能も低下しているので、注意が必要です。
・子どもは体温の調節能力がまだ十分に発達していないので、気を配る必要があります。
・のどの渇きを感じていなくても、こまめに水分補給しましょう。暑さを感じなくても室温や外気温を測定し、扇風機やエアコンを使って温度調整するよう心がけましょう。

節電を意識するあまり、熱中症予防を忘れないようご注意ください
気温や湿度の高い日には、無理な節電はせず、適度に扇風機やエアコンを使いましょう。

熱中症についての情報はこちら

▷ **厚生労働省**
「健康のため水を飲もう」推進運動
http://www.mhlw.go.jp/topics/bukyoku/kenkou/suido/nomou/
職場における労働衛生対策［熱中症予防対策］
http://www.mhlw.go.jp/bunya/roudoukijun/anzeneisei02.html

▷ **環境省**
熱中症情報［熱中症環境保健マニュアル、熱中症予防リーフレット、予防カードなど］
http://www.env.go.jp/chemi/heat_stroke/
熱中症予防情報サイト［暑さ指数（WBGT）予報など］
http://www.nies.go.jp/health/HeatStroke/index.html

▷ **気象庁**
熱中症から身を守るために［気温の予測情報、天気予報など］
http://www.jma.go.jp/jma/kishou/know/kurashi/netsu.html
異常天候早期警戒情報
http://www.jma.go.jp/jp/soukei/

▷ **消防庁**
熱中症情報［熱中症による救急搬送の状況など］
http://www.fdma.go.jp/neuter/topics/fieldList9_2.html

注）図表中の水色の囲みと矢印は、編集部による追加

付　録

熱中症環境保健マニュアル

（環境省、『熱中症環境保健マニュアル 2018』より抜粋）

熱中症を疑ったときには何をするべきか

●水分・塩分の補給

　冷たい水を持たせて、自分で飲んでもらいます。

　冷たい飲み物は胃の表面から体の熱を奪います。同時に水分補給も可能です。

　大量の発汗があった場合には、汗で失われた塩分も適切に補える経口補水液やスポーツドリンクなどが最適です。食塩水（水 1 ℓ に 1 ～ 2g の食塩）も有効です。

● 応答が明瞭で、意識がはっきりしているなら、冷やした水分を口からどんどん与えてください。

● 「呼び掛けや刺激に対する反応がおかしい」、「応えない（意識障害がある）」時には誤って水分が気道に流れ込む可能性があります。また「吐き気を訴える」ないし「吐く」という症状は、すでに胃腸の動きが鈍っている証拠です。これらの場合には、経口で水分を入れるのは禁物です。すぐに、病院での点滴が必要です。

注）図表中の水色の囲みと矢印は、編集部による追加

● 著者プロフィール

谷口　英喜（たにぐち　ひでき）
済生会横浜市東部病院
患者支援センター長／栄養部長

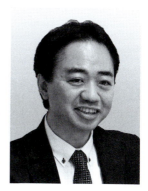

1991 年、福島県立医科大学医学部卒業。学位論文：経口補水療法を応用した術前体液管理に関する研究。神奈川県立保健福祉大学保健福祉学部栄養学科教授を経て、済生会横浜市東部病院患者支援センター長兼栄養部長。神奈川県立がんセンター麻酔科非常勤医師。日本麻酔科学会指導医、日本集中治療医学会専門医、日本救急学会専門医、日本静脈経腸栄養学会認定医・指導医、日本外科代謝栄養学会・教育指導医。TNT-D メディカルアドバイザー。所属学会：日本麻酔科学会、日本臨床麻酔学会、日本救急医学会、日本集中治療医学会、日本静脈経腸栄養学会など。専門は、経口補水療法、臨床栄養、周術期体液・栄養管理、がんと栄養管理、集中治療分野における栄養管理など。論文：「術後体液管理への経口補水療法の試み」平成 22 年度日本臨床麻酔学会誌賞受賞。「かくれ脱水」委員会副委員長。編著『術後回復を促進させる周術期実践マニュアル』、著書『医師が伝える実践クリニカルニュートリション』『イラストでやさしく解説！「脱水症」と「経口補水液」のすべてがわかる本』『経口補水療法ハンドブック－熱中症、脱水症に役立つ脱水症状を改善する「飲む点滴」の活用法』（日本医療企画）など。

- ●編集協力／有限会社エイド出版
- ●表紙デザイン／堀江晴美
- ●本文イラスト／佐藤加奈子
- ●本文デザイン／株式会社アライブ

イラストでやさしく解説！
「脱水症」と「経口補水液」のすべてがわかる本 改訂版

2018年7月8日　第1版第1刷発行

著　者　谷口　英喜

発行者　林　　諄

発行所　株式会社日本医療企画

　　　　〒101-0033　東京都千代田区神田岩本町4-14

　　　　神田平成ビル

　　　　http://www.jmp.co.jp/

　　　　TEL 03-3256-2861（代表）

印刷所　大日本印刷株式会社

© Hideki Taniguchi 2018, Printed in Japan
定価は表紙に表示しています。
ISBN978-4-86439-726-1 C0047